ラーニングシリーズ

# IP
インタープロフェッショナル

保健・医療・福祉専門職の連携教育・実践

## ❷教育現場でIPを実践し学ぶ

矢谷令子　編著

協同医書出版社

**編著者**
矢谷令子（元・新潟医療福祉大学医療技術学部作業療法学科）

**執筆者（五十音順）**
青野友太郎（地域科学研究会高等教育情報センター／高等教育計画経営研究所）
岡田　史（一般社団法人新潟地域福祉協会）
香山明美（みやぎ心のケアセンター）
木部美知子（いわき明星大学看護学部）
桐木純子（さわやか訪問看護リハビリステーション）
鈴木裕子（亀田医療大学看護学部看護学科）
遠山　優（元・新潟医療福祉大学社会福祉学部社会福祉学科）
永井洋一（新潟医療福祉大学医療技術学部作業療法学科）
羽田真博（株式会社AGRI CARE／元・キョーワ訪問看護リハビリステーション 寄り添い屋）
真柄　彰（新潟医療福祉大学医療技術学部義肢装具自立支援学科）
槇村明美（グレース訪問看護ステーション）
宮原由美（居宅介護支援事業所 陽だまり）
米澤千加（国民健康保険中央会保健事業部保健事業課／元・東京都東久留米市東部地域包括支援センター）

## 推薦の序

　諸専門職が一緒に学ぶことが、よりよい協働をもたらすとは、WHOの明言するところです[1]。日本の大学における多職種連携教育（IPE：Interprofessional Education）の先駆者が述べていることを、より簡略に述べれば、次のように言い表せます。

　『専門職が、共に、お互いから、お互いについて学ぼうとしなければ、相互の信頼と尊敬を養うことは難しい。互いの教育と実践の比較から類似性と違いを見いだし、専門知識を結び合わせて、当事者、家族、地域社会の複雑なニーズに、一つの専門職の限界を超えて応じることも、同様である』

　日本各地で起こった多職種連携の運動が合流し、それを担う世代として学生や教員たちが成長しつつある時に、彼らと経験を共有する責任が、先駆者たちにはあります。この難しい課題に、本シリーズ5冊の編著者と執筆者たちは応えようとしています。

　実践での協働を進めるためのIPEは、チームワークが普及するに従って広がっています。人口構成が高齢化する中で、人生の質を支える医療の分野では、それはとりわけ顕著です。政府の支持を得て、他国の経験に依拠しながら、専門職が連携して働くことに焦点をあてた教育を、日本の大学は編み出してきています。そこでは、厳密な教育評価がなされています。見いだされた知見は、国内外の学生、教員、大学の間で、広く誠実に共有され[2-4]、オリジナルな研究ツール[5]と概念の枠組み[6]が生まれています。

　日本と英国の交流は当初から、学生の相互訪問、教育カリキュラムの共同開発、プロジェクトの評価、翻訳など、創造的に進められてきたことが特徴です[7,8]。

　"All Together for Better Health"という国際学会が2年に一度開催されています。その第6回は2012年に神戸学院大学で開催され、日本インタープロフェッショナル教育機関ネットワーク（JIPWEN：Japan Interprofessional Working and Education Network）[9]と、日本保健医療福祉連携教育学会（JAIPE：Japan Association for Interprofessional Education）[10]が主催しました。このイベントよって日本は、多職種連携の国際的なコミュニティの心をつかみました。テーマは「新たなる地平を拓く：IPEと協働実践の多様性と特徴（Exploring New Horizons：Diversity and Quality in Interprofessional Education and Collaborative Practice）」という時宜にかなったもので、太平洋を越えた多職種連携の発展に日本が参画する宣言でした[11]。日本と太平洋を挟んだ隣人との協働は、その後の5年間に速度を増し、IPEはいたるところに肥沃な土壌を得るに至りました。

　多職種連携を進める世界的な運動は、日本もその重要なメンバーに加わって、以下の主張を繰り広げています。すなわち、一つの学問分野として認識されるために、確固とした基準に基づく規範と、一貫した理論的枠組に根ざして、多様で変化し続けるニーズに応じ

ながら、基本原則を柔軟に適用し、限りある資源を節約し、新しい専門職教育によって患者へのケアの変化を促そうとしているのです[12-14]。

全5冊からなる本シリーズは、この大志を実現するために、太平洋を超えたパートナーシップによって日本で生み出された、実例といえる作品なのです。

Hugh Barr
President
CAIPE：the Centre for the Advancement of Interprofessional Education
London, UK

## 引用文献

1) World Health Organization (WHO)：Learning together to work together for health；report of a WHO Study Group on Multiprofessional Education of Health Personnel；the Team Approach. WHO, 1988.
2) Endo K, Magara A et al.：Development and practice of interprofessional education in Japan；modules, sharing, spreading. Niigata University of Health and Welfare with others, 2012.
3) Maeno T, Takayashiki A et al.：Japanese students' perception of their learning from an interprofessional education program；a qualitative study. International Journal of Medical Education 4：9-17, 2013.
4) Ogawa S, Takahashi Y et al.：The Current Status and Problems with the Implementation of Interprofessional Education in Japan；An Exploratory Study. Journal of Research in Interprofessional Practice & Education 5：1-15, 2015.
5) Sakai I, Takahashi Y et al.：Development of a new measurement scale for interprofessional collaborative competency；a pilot study in Japan. Journal of Interprofessional Care 31：59-65, 2017.
6) Haruta J, Sakai I et al.：Development of an interprofessional competency framework in Japan. Journal of Interprofessional Care 30：675-7, 2016.
7) Barr H, Koppel I et al.：Effective Interprofessional Education；Argument, Assumption and Evidence. Blackwell, 2005.
8) Freeth D, Hammick M et al.：Effective Interprofessional Education；Development, Delivery and Evaluation. Blackwell, 2005.
9) Watanabe H, Koizumi M (eds.)：Advanced Initiatives in Interprofessional Education in Japan. Springer, 2010.
10) Takahashi H, Watanabe H et al.：Foundation of the Japan Association for Interprofessional Education (JAIPE) [Forman D, Jones M et al. (eds.)：Leadership and Collaboration；Further Developments for Interprofessional Education]. Palgrave Macmillan, 2015, pp47-67.
11) Lee B, Celletti F et al.：Attitudes of medical school deans towards interprofessional education in Western Pacific Region countries. Journal of Interprofessional Care 26：479-483, 2012.
12) Barr H：Interprofessional Education；the Genesis of a Global Movement. CAIPE (Online), 〈https://www.caipe.org/resources/publications/barr-h-2015-interprofessional-education-genesis-global-movement〉, 2015.
13) Frenk J, Chen L et al.：Health professionals for a new century；transforming education to strengthen health systems in an interdependent world. The Lancet 376：1923-1958, 2010.
14) World Health Organization (WHO)：Framework for action on interprofessional education and collaborative practice. WHO, 2010.

1987年に設立された英国のCAIPE（IPE推進センター）は、国内外の法人、個人、学生、そしてサービス対象者などのメンバーシップで構成された独立の組織です。CAIPEはそれらのメンバーと協力し、彼らを通じて連携協働を改善し、それによってケアの質を向上させるためにIPEを促進し、開発、支援などを行っています。このようにCAIPEは、英国および国際的にIPEの発展に重要な影響力を持つ機関です。

　IPEを推進しようとしている日本の大学とCAIPEとの関係は、2003年、ある日本の大学からCAIPEへ送られてきた簡潔な電子メールから始まりました。メールの内容は、CAIPEとIPEについての問い合わせでした。それ以来、CAIPEおよび英国の大学メンバーと日本の大学との関係は、強固で永続的なIPEパートナーシップへと発展しました。

　その最初の電子メールをきっかけに始まったCAIPEと日本の大学との学術交流は、その後、徐々に英国へIPEの見学に訪れるようになった日本の大学スタッフたちのために、英国でIPEをうまく学べるようにというCAIPEの支援的配慮によって継続的に続きました。日程や研修内容が調整され、合理的にマネジメントされた日本人教員の英国におけるIPE研修の基盤が整備されたのです。その結果、日本から多くの大学スタッフが、IPEを実践している英国の大学や病院、地域に配置された国民保健サービス（NHS）機構関連施設などを訪問し、研修や学術的交流を行っています。さらに、日本の臨床における専門家やグループによる訪問も後を絶たず、ほぼ定期的な年次行事のような様相を示しています。また、個別の大学スタッフや臨床家、研修希望者などもしばしばCAIPEを訪問しています。

　しかしながら、こうした訪問は決して一方通行ではなく、日本のIPE探求者たちによる英国訪問を快く引き受け受けた英国人教員たちも、双方の知識や経験、新しいアイデアを共有し、日本における多数の大学でのIPE開発を支援するために日本へ招待されました。つまりIPEを基盤とする国際的な相互交流が始まったのです。

　こうした相互訪問の経験を通じて、実に多くのものが共有され、そしてお互いと共に、お互いから、お互いについて学び合うことができました。この二国間の関係では実際に、教員交流、学生交流、英国と日本の大学におけるIPEの共同カリキュラム開発や、共同研究プロジェクトなどがもたらされ、双方の大学・臨床機関とその関係者が共に豊かな知識と体験を得ることになりました。

　一方で、日本のIPEは急速に発展したように思われます。それを支えているのは、国や地方自治体による研究資金による援助だと考えています。IPEを発展させるために、これまで日本側で選択されたアプローチはよく考えられ、非常に思慮深いものばかりでした。

日本でのこれまでのIPEのための企画は、小規模ながら非常によく計画が練られており、準備などの詳細も知れば知るほど印象的なものばかりでした。

　IPEにおける開放的な新しいアイデアや、さまざまなやり方を試みる高い意欲は、教育の改善のための絶え間ない精進によって支えられます。それは、日本におけるIPEの重要な特徴である継続的な研究と、質を重視する評価にも反映されています。しかも、このすべては、IPEの世界的な拡大の中で行われており、教育者や専門職者たちは世界中の国々からIPEへの洞察を求めてきました。経験や価値を共有すること、アイデアや知識を交換し、開発すること、世界中のさまざまな状況や文化に直面している課題の類似性を教育者や専門職らは認識しています。しかしながら、IPEがどのように進められているのかは、その文脈によって大きく異なります。国や地方特有の要因や、固有の文化は、IPEの開発を促進するために国際的な視点を用いることの重要性が示されていますが、まずは地域の状況において行動することが一番重要です。つまり、それこそがこのIPEシリーズが刊行された大きな理由であり、大変タイムリーな本であると考えます。

　教員、学生、臨床家のいずれであろうと、IPEの実践に携わる人々は、容易にアクセスすることが可能で、有益な情報に富んだ、かつ実用的な知識を必要とします。これまで日本で出版されたIPEに関する書籍は、英語から翻訳されたもの（CAIPE関連のテキスト）が2冊ありましたが、本シリーズは日本の教育者、専門職、専門学生のための最初のIPEテキスト・ブックであり、これまでのIPEにおける蓄積とIPEの重要なプロセスとを提供しています。

　このシリーズは協働による臨床実践能力を育成するIPEを開発し、そして提供するという挑戦的な課題で模索している人々にとって、大きな助けとなるでしょう。そして、IPEを提供する教育機関、臨床におけるサービス提供者、および専門職者たちにとって必要不可欠な財産になるはずです。

Helena Low<br>
International Liaison<br>
CAIPE：the Centre for the Advancement of Interprofessional Education<br>
London, UK

## 『ラーニングシリーズ　IP』
## 正誤表

本書の「はじめに」において、誤りがございました。

・viiページ下から5〜6行目
　【誤】賃上げ
　【正】質上げ

お詫びを申し上げるとともに、訂正させていただきます。

# はじめに

　「温故知新」とは『論語』で述べられている言葉で、つい最近の某学会のテーマに用いられ、"古い事柄も新しい事柄も、よく知っていて初めて人の師となるにふさわしいの意"と広辞苑は説いております。

　地球と人類の歴史が織りなしてきたさまざまな事柄は正に現代と未来への知恵と知識の宝庫、かけがえのない架け橋であることは疑いありません。私たちは今、21世紀という時代に立って抱えきれない膨大な過去の遺産のほんのわずかを携えて、人類が今までに遭遇したことのない未来という扉の向こうを覗き始めています。"過去の何を、そしてこれからの新しい何を、よく知っていて…"というこの文言は、いかにもずしりと重く響きます。

## 本著執筆の理由

　今回、私たちはかねてから課題として取り組んで参りました本著書き下ろしの作業を、ひとまず終了へとこぎつけることができました。何を知り、何ができるからこの著を書いたなどとの思いは微塵もありません。ただ気づきますことは、保健・医療・福祉に関連する職種は50種以上に及ぶという現状です。必要に応えて専門職が用意される社会であることはありがたいことです。と同時に、そこに必要となる倫理、職業的、社会的ルールは必要になります。

　これらの職種増の一因とも考えられる"リハビリテーション"が日本に紹介されましたのは昭和30年代で、リハビリテーションには医学的、職業的、社会的、心理的、教育的リハビリテーションがあり、この用語の元々の意味には"一度失った位階、特権、財産、名誉を回復すること、健康な状態に回復すること"とあります[1]。この「回復」の二字こそリハビリテーションの基本の精神、人権の回復につながるものと教えられました。上記の各領域に共通する"人間の基本的人権の尊重"が生かされることこそ、保健・医療・福祉のサービスを成功裡に導く鍵と考えます。次に福祉関連職増の要因は高齢社会を迎えたからといえますが、行政をはじめ、社会的にも準備が追いつかず、特に人材育成、補充、賃上げの課題があります。賃上げの問題は全関連職共通の、そして常時の課題であり、「連携」の目指す目標でもあります。

　共に働く保健・医療・福祉の職員が相互の職の使命、特徴を尊敬し、何よりも最善のサービスが対象者個人に届くためには、私たちはまだまだ相互に学び、人に仕える精神も技も連携法も学ばねばならないと自覚いたしております。

## 保健・医療・福祉関連職　欧米における胎動

　1940年代に"リハビリテーション医学"がすでにNYU（ニューヨーク総合大学）で開始されていましたが、米国における各関連職の多くはもちろんそれ以前に発足しており、1960年代に入りますと"医師の独走時代は終わった"とのフレーズが目に入り、新しい時代の風を衝撃的に受け止めました。1968年にASAHP（Association of Schools of Allied Health Professions）が組織されています。1969年に筆者が留学しました折はCAHEA（Committee on Allied Health Education and Accreditation）について知ることができ、ここに登録されている職種が当時29種あることもわかりました[2,3]。これを機に米国の保健・医療・福祉の専攻課程を持つ大学を選び、コア・カリキュラムの可能性について学んでみました。次に1975年に北欧を中心にドイツ、英国を加えて6か国の保健・医療・福祉関連職の教育体制、コア・カリキュラムの現状、需要と供給の関係、教員養成の状況などの視察研修（3か月）の機会を得ました。1975年における欧州の国々はそれぞれの歴史と特徴ある専門職を持ちながら、Allied Health Educationへの着手は萌芽期であるとの印象を受けました[4]。特に教員不足は深刻で、常勤は1名のみで非常勤、兼任が多いことは驚きでしたが、日本の場合もこれに重なります。一つの専門職がどのように成熟していくかについては、やはり行政との関わり、理解により、また専門職団体自身の動きにも当然ながら大きく関わることも学びました。コア・カリキュラムの施行については理学療法士、作業療法士に限りますが、デンマークのオーデンセ、英国のロンドン、スウェーデンのヨーテボリなどの教育機関で、コア・カリキュラムが試行段階で始められておりました。

　デンマークと英国は厚生省の関わりで大きな期待が寄せられており、教職員の関心も大きなものがありました。ロンドンのキングスカレッジは3年制から4年制への動きに初挑戦と伺いました。この時から40年余りを経ていますが、その後の英国での活躍は目覚ましく、本著にも紹介されている通りです。

　では、日本ではどうであったかといいますと、医療から生活への移行を旨とするリハビリテーションのように、医師や看護師のみならず、療法士や社会福祉職といった多職種の効果的な働きが必要とされる現場では「チームワーク」あるいは「チームアプローチ」という考え方は従来からありました。そして、リハビリテーションをとりまく社会情勢の変化に合わせて、医療と福祉の職員も地域へと進出していく気運が強くなってきました。その結果、熱心に取り組む大学は2000年に入り現れ始め、"日本保健医療福祉連携教育学会（JAIPE）"も2008年11月に発足し、会員の皆様のご活躍が報告されております。もちろん、周知されていない多くの軌跡があることに言及できませんところはお許しいただきたく存じます。

　「連携教育」は、ただ多職種にわたる専攻科の学生が一緒に机を並べて学ぶということではありません。もちろん他学生の専攻する専門職についての理解を深めることは必要で

す。そのうえで、お互いの優れた専門性が最善の質と量と順位で対象者に届けられるかについて、必要な認識、知識、技術、心掛け、連携力を培うことを学べる教育現場、実践現場が必要だという認識の共有が問われていると思います。

## 本シリーズの紹介

　全5巻から成ります本シリーズの構成は、概論、教員向け、学生（初学者）向け、臨床家向け、事例集というスタンスから成り立つよう考えました。

　なにぶん"連携教育"といいましても、「連携教育学」なる論は無く、「原則」といいましてもその明言は無く、あるものは「現象と実践」という日本の現状からの執筆でありました。一方、すでにIPE、IPC（Interprofessional CollaborationもしくはIPW：Interprofessional Work）の教育体制を整えておられる英国の範に習い実践を重ねたうえでの内容も（特に本シリーズ③において）紹介されております。本シリーズ①から④では各章の内容を把握しやすくするために、章の冒頭に「本章のポイント」を設けています。また5巻それぞれの特徴を活かし、キーワードや学習のポイント、トピックなど、学習の手助けになるレイアウトを考慮いたしました。

　さらに、5巻それぞれの内容で相互に関連性がある箇所には「リファレンス（★マーク）」を設け、シリーズ全体を使った総体的な学習も可能となっています。

　また、本シリーズのタイトルにもなっている「IP（Interprofessional）」という用語については、日本国内でもまだ翻訳が統一されていないのが現状です。主にIPEは「多職種連携教育」「専門職（間）連携教育」、IPC（IPW）は「多職種連携協働（実践）」「専門職（間）連携協働（実践）」と訳されることが多いですが、未だ統一された見解はなく、今後こうした課題の解決は急がれます。しかし、IPE、IPC（IPW）どちらにおいても重要なのは、自らの専門性という枠組みを超えて思考する、つまり「IP（インタープロフェッショナル）」な考え方を身につけるということです。『ラーニングシリーズ　IP（インタープロフェッショナル）～保健・医療・福祉専門職の連携教育・実践～』という本シリーズのタイトルには、そうした思いが込められています。

　また、本著の性質から、多職種にわたる著者の皆様、またその道の先生方のお力添えを頂戴いたしました。この点につきましては今後、さらに多くの先生方のご活躍、ご教示を頂戴できますことを願っております。

## 明日という日に向けて

　2014年6月に「医療介護総合確保推進法」が成立し、国は2025年を見据えて「地域医療構想」を策定しています。今後急性期機能中心から回復期機能への転換が見込まれるとなれば地域における医療介護の総合的な取り組みが必要となります[5]。

保健・医療・福祉関連職員は、みな一致協力体制をとることになりますが、これは異なる職種の専門性が融合するということではなく専門性のより優れた"質"を、より優れた協働、協調の精神と方法手段のもと、個人のニーズにお届けするということであると考えます。

　受けた専門職の教育を胸に巣立つ、卒業生のためにも、現場を担う多くの関連職員教員のためにも、それぞれの専門職の使命が力強く、温かく連携の成果を届けられるよう願います。本著の目標は、ひとえにこのゴールを目指しております。

　今後、この連携の目標に向かっての教育、臨床、地域の実践現場における勉学も研究も、一層しっかりと構築、発展していきますことを心より祈念いたします。

## おわりに

　甚だ不十分ながら、著者それぞれが、これまで置かれてきた立場と現場での実践から執筆させていただきました。皆様のご指摘、ご支援をいただきまして、さらに充実する改版へと進められますよう願いまして、この初版を世に送らせていただきます。

　本著出版にあたりましては、協同医書出版社社長中村三夫氏のご指導、ご担当の宮本裕介氏のお骨折りをいただきました。執筆者一同心より御礼申し上げます。

矢谷令子

### 引用文献

1) 砂原茂一：リハビリテーション．岩波書店，1980，pp57-74.
2) The council on medical education of the AMA：Allied Medical Education Direforg, 1974.
3) Farber NE et al.：Allied Medical Education. Charles C Thomas Publisher, 1989.
4) 矢谷令子：ヨーロッパ作業療法教育の動向．理学療法と作業療法 11：271-277，1977.
5) 坂上祐樹，迫井正深：地域医療構想について．公衆衛生情報 46(4)：3-9，2016.

## 本シリーズの特徴

### ①IPの基本と原則

　IPを学ぶうえで欠かすことのできない基本的な知識や、IPが今求められている背景、なぜIPが必要なのかを詳細に解説しています。学生、臨床家、教員にかかわらず、IPに関心がある全ての人にとって必須の基本書となっています。

### ②教育現場でIPを実践し学ぶ

　主に保健・医療・福祉専門職を養成する学校の教員の方を対象としています。それぞれの学校でIPEを推進し、学生へ連携を教授する方法が詳細に解説されています。教員のみならず、臨床家や学生がさらに発展的にIPを学んでいく際にも活用できます。

### ③はじめてのIP　連携を学びはじめる人のためのIP入門

　主に学生・初学者の方を対象にしたIPの入門書です。IPE、IPC（IPW）、連携といった言葉に関心はあるけれど、何から勉強すればよいかわからないという方は、①と共にまずはこの本から学びはじめることがお勧めです。

### ④臨床現場でIPを実践し学ぶ

　すでに臨床現場で働いている専門職の方を主な対象としています。それぞれの現場で連携を実践し、さらに周りの専門職と一緒にIPを実践しながら学んでいくための方法が数多く紹介されています。また、全国各地でIPC（IPW）を実践されている現場の臨床家の方たちの実践報告も数多く紹介されています。

### ⑤地域における連携・協働 事例集　対人援助の臨床から学ぶIP

　20の事例をきっかけに連携について考え、学ぶことができる事例集です。学校教育や臨床現場でのディスカッションの材料として幅広く使用することが可能で、IPを学んでいくために必携の事例集となっています。

# 目 次

推薦の序　iii
はじめに　vii
本シリーズの特徴　xi

## 第1章　IPE実践のために知っておくべき教育基本事項　1

### 1　日本における高等教育の概要……2
1　高等教育をめぐる状況と教員の責務（青野友太郎）　2
2　保健・医療・福祉関連職および関連校の現況（矢谷令子）　5

### 2　保健・医療・福祉の高等教育教員を志すために備えて（矢谷令子）……10
1　教職に就くという自覚は自己責任で　10
2　高等教育機関という教育環境に備えて　10
3　高等教育における教養教育の意義と実践　11
4　知っておきたい高等教育機関の基本的諸事項　13
5　カリキュラム構成とその整合性の検証　14
6　担当教科目シラバスとその整合性　19
7　教科目授業以外の担当業務　26
8　学内外の業務　27

## 第2章　保健・医療・福祉のIPE　31

### 1　IPEに備えての教員の準備事項（矢谷令子）……32
1　関連する各専門職概念の概要把握は必須　32
2　連携を必然とする理由　32
3　家庭・社会生活の営みは連携実践の現場　33

### 2　専門教養教育はIPEに先立つ（矢谷令子）……35
1　「人間」と「教育」について考える　35
2　「連携力」の育成について考える　36
3　「対象者」、「家族」の課題への対応に向き合う　39

### 3　IPEの実践（矢谷令子）……41
1　開設に備えての教職員向けの準備事項　41
2　高等教育機関の理念を活かす連携教育カリキュラム構成　42
3　授業の設計は教員生活の醍醐味　49

### 4　IPEを特徴づける科目として創作された事例……53
1　新潟医療福祉大学における連携教育採用の経緯（矢谷令子）　53
2　基礎ゼミⅠ・Ⅱ、総合ゼミ（矢谷令子）　55
3　新潟医療福祉大学の連携総合ゼミ（真柄　彰）　62

- 4 ゼミ方式で行われたIPE事例からの学び（矢谷令子）　63

**5** IPEの評価と教育効果の判定（永井洋一）……65
- 1 はじめに　65
- 2 評価の概観　65
- 3 評価の実際に関する課題　69
- 4 IPEの短期的効果の評価事例　70
- 5 まとめ　73

**6** IPEの推進とFD活動（矢谷令子）……74
- 1 FDプログラムとは　74
- 2 IPEの推進をFD活動に活かす利点　75
- 3 FD研究にIPEを活かし学ぶ－事例から－　78

## 第3章　IPE・IPC（IPW）の実践をIPEにフル活用　87

1. 地域包括支援センターの実践から（米澤千加）……88
2. 家族との連携〜在宅生活を支援する作業療法士の実践から〜（桐木純子）……90
3. 在宅看取りにおけるIPC（IPW）の実践（羽田真博）……92
4. 精神障害を支援する訪問看護ステーションの実践から（香山明美）……94
5. 居宅介護支援事業所の実践から（宮原由美）……96
6. 難病・独居の方の在宅連携ケース
訪問看護ステーション、居宅介護支援事業所の実践から（槇村明美）……98
7. 地域リハビリテーション活動（1973〜1994年）の事例（矢谷令子）……100
8. 私のIPE体験（遠山　優）……102
9. 看護基礎教育におけるIPEの実践（木部美知子、鈴木裕子）……104
10. 介護福祉教育指定科目「介護過程」の実践から（岡田　史）……109

索引　113

# 第1章

# IPE実践のために知っておくべき教育基本事項

**本章のポイント**

本章では、多職種連携教育（IPE：Interprofessional Education）開始に備え、会得しておきたい教育における基本事項について述べる。

保健・医療・福祉専門職の教育は、高等教育課程がその対象となる。これらの領域の教員資格は管轄省の違いにより異なるが共通点として、教員免許の必要性は現時点では特に問われていない。そのため教員は、学生が学ぶそれぞれの専門職領域ごとの専門家ではあるが、教育者として教育学を学び教員資格を有している訳ではない。この現状をふまえたうえで、本章では初めて教育の世界に入る教員諸氏向けに、ごく基本的事項に絞り説明する。

# 日本における高等教育の概要

　高等教育は現在、大学、短期大学、大学院、高等専門学校および専門学校で構成されている。保健・医療・福祉関連の専門職種もこれらの教育機関で養成されている。
　この多岐にわたる背景および現状についての知識を得るために、高等教育計画研究所の青野友太郎氏に、以下ご執筆いただいた。

（矢谷令子）

## 1 ■ 高等教育をめぐる状況と教員の責務

　我が国の高等教育は、戦後70年余を経て、今、大変革期を迎えている。政策・制度サイドからの有効な改革シナリオは残念ながら乏しく、個別の大学および大学人の見識と精励にまつしかない。しかしながら、法令・施策の縛りは強く、大学人および大学団体・学会の政策提言力の強化と実現力が急務となっている。

　新学制は小学校～中学校～高等学校～大学～大学院の単線型でスタートした。後に複線化の流れとなり、短期大学（短大）、そして高等専門学校（高専）～専修学校〔高等課程／専門課程（専門学校）／一般課程〕～専門職大学院の職業・実務系の学校が併置された。2017年に「専門職大学」「専門職短期大学」が多くの疑問点を抱えつつ、新たに制度化された。

　高等教育は、初等・中等教育に続く第三の教育段階で、大学・短大・高等専門学校（4・5年次）で構成される。さらに中等後教育である専門学校も含めれば、現在、18歳人口の進学率は、前者で55％を超え、後者を含むと80％余となり、超ユニバーサルアクセス段階を迎えている。しかしながら、健康長寿への医療・福祉、AIイノベーション、社会人のリカレント教育・学び直しなどの成熟した生涯学習社会に対応した新しい高等教育計画は未策定である。

　新制大学は、一般教育（リベラルアーツ）の旧制高校3年間と専門教育の旧制大学3年間を統合し、4年制に圧縮して設置された。旧制高校・旧制専門学校や師範学校の普通科目教員の多くが、1・2年次を担当する教養部などに移籍した。教養部はリベラルアーツを担い、学生は人文科学・社会科学・自然科学・語学・体育をバランスよく履修するものとされた。リベラルアーツとは一般的な知的能力を育成する自由学芸を意味し、言語・数学系の諸科と人文科学・社会科学・自然科学の諸学芸を指し、ディシプリン（方法）を持つ諸

科学である。

　教養部の教員は「一般教育学会」を組織し、教育力の研鑽に努めた。しかしながら、教養部教員の処遇は専門学部教員と異なり差別構造が維持されたこともあり、ことあるごとに大学執行部と対立することとなった。また、中には高等学校教育の焼き直しのような授業もあり、学生たちの勉学意欲を惹きつける魅力に乏しかった。1991年の大学設置基準の大綱化により、一般教育と専門教育の区分を解消し、4年間の学部一貫教育のカリキュラム編成を可能にした。しかし、この結果として教養部は解体し、高等学校教育との接続は一層の劣化を招くこととなった。

　21世紀に入り、高等教育は、短期大学士学位課程〜学士学位課程〜大学院（修士・博士学位・専門職学位）課程に階層化された。そして、学士課程は一般（教養）教育および専門基礎教育を包括することとなった。しかしながら、資格・職業・実務の潮流の中で、教養教育のウエイトはさらに軽いものとなっている。

　また、我が国の高等教育の最大の課題ともいえるのは、大学教員の精神風土としての教育軽視・研究志向である。カリキュラムは構造的に編成されておらず、講義（授業）が各教員の裁量に任されている現況が、未だ改善されていない。この10年余、中央教育審議会大学分科会および文部科学省から、大学の"教育・履修システム"の改善方策が、次々に提示されている。今日、各国公私立大学の組織および各教員個々人としての識見と実践が鋭く問われている。

　さて、大学組織および教員個々人に対しての要請は下記の通りである。

## (1) 大学組織の教育・履修システム

▶ アドミッション・ポリシー、カリキュラム・ポリシー、ディプロマ・ポリシーの3ポリシーの構造化
  ・アドミッション・ポリシー（AP：Admission Policy）：入学者受け入れの方針（どのような入学者を受け入れるか）
  ・カリキュラム・ポリシー（CP：Curriculum Policy）：教育課程編成・実施の方針。体系的な教育内容・方法、学修成果の評価方法の明確化（こんな学修と体験を修める）
  ・ディプロマ・ポリシー（DP：Diploma Policy）：卒業認定・学位授与の方針。学生が身に付けるべき能力。何ができるようになるか（こんな卒業生を輩出したい）
  ・例えば、「世のため、人のためにつくしたい」というAPのアピール度の重視
  ・3つのポリシーの一体的作成の義務化と教学運営のPDCA（plan-do-check-act）サイクルによる学修成果の実現

▶ 4学期制による集中学修
  ・2か月、週2回のタテ・ヨコ授業の実施

- ▶中長期インターンシップとしてのコーオプ教育（Cooperative Education）
  - ・コーオプ教育とは学事暦（4学期など）に合わせて、3か月または6か月間、学生を就業体験させる、大学主体のオフキャンパスプログラム
  - ・修業年限を4年半または5年間として、在学中に2～3回就業体験を行う
  - ・初任給の65～75％の給料支給、大学へは学籍管理料を支払う
  - ・どこで（企業・行政・NPOなど）、何を体験して、知へのモチベーションを高めたのかが、キャリアのポートレイトとなる
  - ・受け入れ側にとっても、年間継続してのマンパワーの確保策
- ▶教育課程（カリキュラム）を構成する授業科目台帳
  - ・授業コードに基づく教員のシラバスと授業展開
  - ・共通教材づくり・授業方法改革の協働
- ▶教育課程は、専任教員の授業科目を主軸に編成し、それがおのずと"特色"となる
  - ・他大学教員の講義は通信制受講または夏・春学期の集中講義、および単位互換方式
- ▶一般教育（リベラルアーツ）の重視と工夫
  - ・教員、職員、在学生、卒業生から、一人一冊の推薦図書を寄贈してもらう。新年度ごとに図書館にコーナーを設け、それが"スタンダード"となる
- ▶成績評価と単位取得・成績証明の厳正化
  - ・fGPA（functional Grade Point Average）の活用による単位制度の実質化
  - ・学生の成績評価方法として、授業科目ごとの成績を5段階（A、B、C、D、E）で評価し、それぞれに4・3・2・1・0のグレード・ポイントを付与し、その1単位当たり平均を算出する。しかし、グレードは級・幅であり、ポイント（点）化できない。そこで、グレードを構成している連続量ポイントのアベレージの算出が肝要となる
  - ・半田智久（お茶の水女子大学）は、fGPAの算定公式を提言している
- ▶専任教員は、他大学などにおける兼任講師は原則禁止
  - ・多くの非常勤講師に専任教員への途
  - ・実務家教員は週1～2日は実務職を継続
- ▶教員の人事・評価・処遇の進化
  - ・教育系と研究系に2大種別化し、募集時に明示。大学としては、教育系教員を優遇
  - ・教員の4大職務のウエイトを前年度に申告し、それに基づき自己評価
  - ・大学と教員の間での就職時・更新時における"契約"の尊重

## (2) 教員一人ひとりにとって大切なこと

- ▶大学教員としての自覚
  - ・「大学という学校教育機関」で、教育・研究を本務とする組織人であるという自覚

    ・個人事業主でありたい人は私塾をおこすべし
▶ シラバスの創意工夫と教育責任
    ・学生と教員との約束ごと。学生の履修責任も
▶ 教員の教育ポートフォリオと学生の学修ポートフォリオによる相互評価
    ・学生参画によるアクティブラーニングの深化
▶ 教員の知的営為と伴走する授業の魅力
    ・アカデミックスキルを有する教員は3〜4年で新授業を開発可能
    ・教員の課題解決のための研究プロセスと協働する学生・院生
▶ ホスピタリティ豊かな心と態度の育成
    ・全教員が専門を超えて、学生たちの人間性の涵養

いささか、ラディカルな書き振りになったが、新パラダイムの高等教育への"熱い想い"と"大学人"へのエールとしたい。
最後に、哲学者のWilliam Arthur Wardの次の言葉を掲げる。

『凡庸な教師はしゃべる。良い教師は説明する。優れた教師は示す。偉大な教師は心に火をつける』

(青野友太郎)

## 2 ■ 保健・医療・福祉関連職および関連校の現況

日本における保健・医療・福祉に関連する高等教育機関の多くは、はじめ厚生省（現・厚生労働省）管轄下で発足し、後に文部省（現・文部科学省）管轄下の発足校が加わった経緯がある。現在、高齢者や障害を持つ人々に関わる主な保健・医療・福祉専門職を表1-1に紹介する。それらの専門職の中で、限定的ではあるが一部の職種の高等教育機関の情報を表1-2[1-13]に紹介する。また、表1-3に1965年当時の米国における医療・保健職の教育プログラム、専門職分類および養成施設の種別分類を参考として示す。

医療・福祉関連職、特にリハビリテーションに関連する職種は第2次世界大戦終結後に誕生し、高齢社会を迎えてからは、福祉関連職の発足が目立つ。それぞれの学校数は急増しているが、少子社会の現在における18歳年齢層の減少は、新しい社会課題を呈している。人口構造、疾病構造、経済状況の変化や政策の変更、IT、AIの世界の波は今後さらにこれらの状況に変化を及ぼすことになる。

(矢谷令子)

表1-1 主な保健・医療・福祉専門職

| 名称 | 業務内容 | 資格区分 | 設置年 | 備考 |
|---|---|---|---|---|
| 〈医療系資格〉 | | | | |
| 医師 | 医業全般 | 国家資格 | 1948年 | |
| 歯科医師 | 歯科医業全般 | 国家資格 | 1948年 | |
| 薬剤師 | 薬剤業全般 | 国家資格 | 1960年 | |
| 保健師 | 地域に密着した、健康管理のアドバイザー | 国家資格 | 1948年 | |
| 助産師 | 妊産婦への指導、分娩の補助など | 国家資格 | 1948年 | |
| 看護師 | 療養上の世話や診療の補助など | 国家資格 | 1948年 | |
| 准看護士 | 医師や看護師の指示を受けて療養上の世話や診療の補助など | 公的資格 | 1948年 | 都道府県知事免許 |
| 救命救急士 | 救急現場や、病院に到着するまでの救急車内などにおいて、医師の指示に基づいて気道の確保、心拍の回復、輸液処置などの救急救命処置を行う | 国家資格 | 1991年 | |
| 理学療法士 | 基本的な運動機能を回復させるため、運動訓練などを行う | 国家資格 | 1965年 | |
| 作業療法士 | 心身の障害を回復に導くため、陶芸、園芸、手芸、工芸などの作業訓練などを行う | 国家資格 | 1965年 | |
| 視能訓練士 | 視機能に障害のある人に対し、機能回復のための矯正訓練や検査を行う | 国家資格 | 1971年 | |
| 言語聴覚士 | 音声機能・言語機能障害や、先天的難聴などの聴覚機能障害者に対するリハビリテーションを行う | 国家資格 | 1997年 | |
| 義肢装具士 | 手足を失ったり、身体機能に障害のある人に対し、身体に合う義手や義足、コルセットなどの装具を製作する | 国家資格 | 1987年 | テクノエイド協会委託 |
| 歯科衛生士 | 歯や口腔疾患の予防処置や歯科医療全般の補助を行う | 国家資格 | 1948年 | |
| 歯科技工士 | 歯科補綴（ほてい）物などの製作を通じて咀嚼（そしゃく）機能の回復向上、発声機能の回復向上などを図る | 国家資格 | 1955年 | |
| あん摩マッサージ指圧師 | あん摩、マッサージ、指圧の各手技によって身体の変調を改善する | 国家資格 | 1947年 | |
| はり師、きゅう師 | 金属針やもぐさで患部を刺激する東洋医学を実践 | 国家資格 | 1947年 | |
| 柔道整復師 | 打撲、捻挫、脱臼および骨折に対して応急的もしくは医療補助的方法によりその回復を図る | 国家資格 | 1970年 | |
| 管理栄養士 | 病院や市町村保健センターでの栄養指導、保健所などでの栄養改善事業の企画、大規模な給食施設の管理業務を行う | 国家資格 | 1947年 | |
| 栄養士 | 病院や学校の給食センターなどで献立を作成したり、栄養指導を行う | 公的資格 | 1947年 | 都道府県知事免許 |
| 〈福祉系資格〉 | | | | |
| 社会福祉士 | 福祉に関する相談に応じ、適切な助言、指導、その他の援助を行う | 国家資格 | 1987年 | |
| 医療ソーシャルワーカー | 疾病を有する患者などが、地域や家庭において自立した生活が送ることができるよう、社会福祉の立場から、患者や家族の抱える心理的・社会的な問題の解決・調整を援助し、社会復帰の促進を図る | （未認定資格） | | 「医療福祉専門員」、「医療社会事業士」、「医療社会事業専門員」、「医療社会事業士」とも呼ばれる |
| 社会福祉主事 | 地方自治体において、生活保護法や各種福祉法に定める事務を行う | 任用資格 | | |
| 知的障害者福祉司 | 地方自治体において、知的障害者福祉法に定める事務を行う | 任用資格 | | |

| 名称 | 業務内容 | 資格区分 | 設置年 | 備考 |
|---|---|---|---|---|
| 児童福祉司 | 児童相談所において、児童の保護その他児童の福祉に関する事項について相談に応じ、専門的技術に基づいて必要な指導を行う | 任用資格 | | |
| 身体障害者福祉司 | 身体障害者更生相談所や福祉事務所で、身体障害者の相談・調査・更生援護の要否や種類の判断、本人への指導など、専門的技術が必要な指導を行う | 任用資格 | | |
| 精神保健福祉士 | 精神障害者の保健や福祉に関する専門知識をもとに、社会復帰に関する相談援助を行う | 国家資格 | 1998年 | |
| 障害者職業生活相談員 | 障害者を5人以上雇用する事業所において、障害者の職業生活全般にわたる相談・指導を行う | 認定資格 | 1960年 | |
| 介護支援専門員（ケアマネジャー） | 介護保険に関するサービスコーディネーター（ケアプラン作成・相談助言） | 公的資格 | 2000年 | 都道府県知事免許 |
| 介護福祉士（ケアワーカー） | 高齢者や障害者の入浴、排泄、食事などの介護を行う | 国家資格 | 1987年 | |
| 訪問介護員（ホームヘルパー） | 高齢者や身体障害者がいる家庭を訪問して日常生活全般の援助を行う | 公的資格 | 1997年 | 2級以上の資格者は自動的に福祉用具専門相談員となる他、ガイドヘルパー（知的障害者専門）の資格も付与される |
| 移動介護従業者（ガイドヘルパー） | 主に視覚障害者や全身性障害者の外出の補助を行う | 公的資格 | 2003年 | 都道府県知事の指定した講習を受講 |
| 認知症ケア専門士 | 認知症の高齢者に対して家庭や病院などで介護を行う | 認定資格 | ＊ | 認知症ケア学会 |
| 認知症ケア指導士 | 認知症高齢者の介護に対する指導・助言を行う | 認定資格 | ＊ | |
| 福祉住環境コーディネーター | 高齢者や障害者が安心して自立した生活を送るために、住環境の整備充実と改善を提案していく | 民間資格 | 1999年 | |
| 福祉用具専門相談員 | 福祉用具選定にあたり助言・指導をおこなう | 公的資格 | ＊ | 都道府県指定の研修機関（指定講習事業者）の研修を受講 |
| 手話通訳士 | 聴覚、言語機能または音声機能の障害のため、音声言語により意思疎通を図ることに支障がある身体障害者とその他の者との間の意思疎通の確立に必要とされる手話通訳を行う | 認定資格 | 1989年 | 聴力障害者情報文化センター |
| 介護食士 | 常食から介護食、病態食まで要介護者に適した食事の調理 | 認定資格 | ＊ | 全国調理業訓練協会 |
| 健康運動指導士 | 生活習慣病を予防し、健康管理のために個人に適した運動メニューをプランニングする | 民間資格 | 1988年 | 健康・体力づくり事業財団 |
| 健康管理士一般指導員 | バランスがとれた食事、適度な運動、規則正しい生活リズムなどに関して、健康指導を行い、予防医学の普及に携わる | 民間資格 | 1992年 | 日本成人病予防協会 |
| 臨床心理士 | 「こころの問題」や「悩み」を臨床的な心理学の技法を用いて解決する | 民間資格 | 1988年 | 日本臨床心理士資格認定協会 |
| 音楽療法士 | 音楽を通して心のケアを行う | 民間資格 | ＊ | 日本音楽療法学会など |

国家資格：国家試験を受験して得られる資格
公的資格：都道府県知事の管轄の下、試験や研修を受講することによって得られる資格
民間資格：民間団体が試験や研修を受講することによって認めている資格
任用資格：公務員が福祉系職に就く時に必要な資格
＊・・・設置年が確認できなかったもの

（資料提供：山口昇）

表1-2 保健・医療・福祉専門職の現況[1-13]

| 職種 | 学校数 | 学生定員 | 有資格者数 |
|---|---|---|---|
| 医師[1,2] | 80 | 9,262（2016）※1 | 311,205（2014） |
| 看護師[3] | 1,080（2015） | 65,263（2015） | 1,603,108（2014） |
| 保健師[3] | 264（2015） | 19,515（2015） | 59,156（2014） |
| 理学療法士[4,5] | 249（2015） | 13,435（2015） | 120,072（2014） |
| 作業療法士[5,6] | 173（2014） | 7,040（2014） | 70,672（2014） |
| 言語聴覚士[7,8] | 73（2016） | ※2 | 25,549（2015） |
| 義肢装具士[9] | 10（2016） | 313（2016） | 4,904（2016） |
| 社会福祉士[5] | ※2 | ※2 | 190,009（2015） |
| 栄養士[10] | 298（2015） | ※2 | 1,023,005（2014） |
| 管理栄養士[10] | 137（2015） | ※2 | 205,267（2015） |
| 薬剤師[5,11] | 74（2014） | 13,494（2014） | 288,151（2014） |
| 介護福祉士[5,12] | 407（2014） | ※2 | 1,399,349（2014） |
| 介護支援専門員[13] | ※3 | ※3 | 596,033（2013） |

※1…（　）内は年度を意味する
※2…実数が把握できなかったもの
※3…介護支援専門員は基礎となる資格取得後、一定の経験年数を経たのちに受験資格が得られる

（資料提供：山口昇）

表1-3 1965年の米国における医療・保健職の教育プログラム、専門職分類および養成施設の種別分類

| 専門職分類 | 医学部のある大学 | その他の大学 | 4年制大学 | 短期大学 | 職業専門学校 | 助手養成校 | 病院または研究所 | 私立学校 | 合計 |
|---|---|---|---|---|---|---|---|---|---|
| 医師（MDおよびDO） | 78 | – | – | – | – | – | – | 15 | 93 |
| 歯科医師 | 45 | 4 | – | – | – | – | – | – | 49 |
| 検眼師 | 3 | 2 | – | – | – | – | – | 5 | 10 |
| 薬剤師 | 39 | 30 | 2※ | – | – | – | – | 4※ | 75 |
| 獣医師 | 6 | 12 | – | – | – | – | – | – | 18 |
| 診療情報管理士 | 11 | 3 | 8 | – | – | – | 7 | – | 29 |
| 臨床検査技師 | 63 | 127 | 349 | 19 | – | – | 133 | 1 | 692 |
| 作業療法士 | 21 | 6 | 5 | – | – | – | – | – | 32 |
| 理学療法士 | 37 | 2 | – | – | – | – | 3 | – | 42 |
| 言語聴覚士 | 43 | 53 | 56 | – | – | – | – | – | 152 |
| 歯科衛生士 | 29 | 7 | 3 | 15 | – | – | – | 1 | 55 |
| 診療放射線技師 | 44 | 17 | 29 | 31 | – | – | 572 | – | 693 |
| ソーシャルワーカー | 44 | 15 | 1 | – | – | – | – | – | 60 |
| 看護師 | 63 | 64 | 102 | 123 | – | – | 781 | 37 | 1,170 |
| 細胞検査士 | 26 | – | – | – | – | – | 48 | 1 | 75 |
| 呼吸療法士 | 1 | – | – | 4 | – | – | 20 | – | 25 |
| 歯科助手 | 7 | 3 | 3 | 47 | 30 | – | 2 | 2 | 94 |
| 歯科技工士 | 2 | 1 | – | 3 | 5 | – | – | – | 11 |
| 臨床検査助手 | 2 | – | – | 10 | 16 | – | 118 | 1 | 147 |
| 看護助手 | 1 | 7 | 9 | 133 | 549 | 60 | 232 | 11 | 1,002 |
| 医師助手 | – | 1 | 1 | 28 | 13 | – | – | – | 43 |
| 診療録記録士 | – | – | – | 2 | – | – | 12 | – | 14 |
| 手術室助手 | – | – | – | 1 | 5 | – | 6 | – | 12 |
| 管理栄養助手 | – | – | – | 2 | 1 | – | 1 | 5 | 9 |
| 足病医 | – | – | – | – | – | – | – | – | 5 |

※…非認定校1校を含む
養成施設は50州およびコロンビア地区、プエルトリコを含む
（Education for the Allied Health Professions & Servicesの付表を元に山口昇が作成）

# 保健・医療・福祉の高等教育教員を志すために備えて

　臨床現場、地域の実践現場から、初めて教育現場に転職する時に備えておくべき予備知識として、この節を設けた。

## 1 ■ 教職に就くという自覚は自己責任で

　前述したことでもあるが、現時点で保健・医療・福祉関連職において、特に教員となるための教育も、教員免許証も不要であるが、現状では専門職の免許証、経験年数、業績、本人の志望意思などが、教職に就くに際しての主たる審査材料となっている。1980年代以降保健・医療・福祉の学校数は急増し、さしたる準備もなく新人教員も激増した。

　どの道にも、どの世界にも、学びや経験、訓練の時期があり、教育の世界にも、苦労や忍耐の過程は当然存在する。教員になろうという志や自覚は、自分で意識して育てなくてはならない。準備や努力を自ら行ってこそ、そうした志や自覚は強く育つ。「教育」という二文字の深淵なる世界への門戸は自分で叩きたい。学生に要求される「教育の前提は自己教育」[14]とはもちろん、私たち教員にとっても大前提となる。

## 2 ■ 高等教育機関という教育環境に備えて

### (1) 教育の現場は"学生中心"に時計がまわる

　周知の通り、学生にとって教育は入学式に始まり、卒業式で終わる。しかし、教職員にとっては、春休みや夏休みもおぼつかないままの万年フル回転が実情である。むしろ学生の休暇時は、教員は平常時にも増して多忙に終わることが多い。テストやレポートの採点などの先延ばしにしてきた業務の処理、研究の続行、資料の提出、勤務校広報のためのノルマの遂行、学生の国内外研修の同伴など、教員が学生に向けて行うことは多々ある。もちろん、主な業務は担当している授業の教材の十分かつ適切な準備と授業の展開であるが、高等教育といえども授業だけでは終わらない。初等・中等教育のように、学生の個人指導を丁寧に行うことはないにしても、学年担当教員は、学生個人の①健康状態、②学習成績状況、③経済状況、④生活環境、⑤交友・保護者連絡などの把握に備える必要がある。個人情報保護が重視されていることもあって、情報入手には困難な現状もあるが、何

か問題があれば対応責任を問われることは必至である。

### (2) 学生数減による影響、国の教育策による影響

　学生数減による日本の教育界の現況は学生獲得への厳しさが一層増している。総体的に日本の人口は右肩下がりであるため、教育政策も新しい手法をとってきた。

　教育のあり方については、日本の過去の歴史や、現代における青年の境遇の背景や彼らの将来への考え方なども、未来に関係する要因となる。広い視野、深い思考で日本の教育のあり方に対して意見が持てるよう、社会情勢も学んでいくことが必要である。

　教育の自由、academic freedom は未来を背負う若人のためにある。

　"ゆとり教育の経験"から私たちは何を学んだかを深く受け止める時、私たちに必要なもの、欠けていたものを明確にする課題が文部科学省のみならず、これからの教員一人ひとりに課せられている。聡明かつ賢明なる教育者の力強い声が飛び交い、未来が開けていく希望、そして賢く勇気ある国民の育成に必要な教育の根幹を表し示す国の指針が必要である。もちろん、各教育機関は、そのための教育理念を世に明示するのである。

## 3 ■ 高等教育における教養教育の意義と実践

　日本の教育の歴史は、他国におとらずユニークといえる。日本古来の教育に大きなふるいがかけられ、国民学校の教科の中の"修身"が消えたこと（1945年）、1991年の大学設置基準大綱化による教養学部の解体、そして今また、文系不要論を聞く。初等教育から大学教育まで、教養教育を抜きにして人を育てるということを本気で徹底してよいのか、人格形成は専門教育に先立つべきではないのか、教員たるもの本気でこの教育の営みを考え死守すべきであり、道をつなぎ未来へつなげなければなるまい。多くのさまざまな考えの違う人間が共に暮らす未来の日本に備え、人と交わり、相手をわかろうとする、心ある人々に育つ教科を失ってはならない。特にIPEにとって、教養教育はその基本となる。以下、絹川より引用する（原文ママ）。

　「専門教養科目」の意義と実践
　1　「学術基礎教育」・「専門教養科目」の提唱
　　QAAがいうところのベンチマークの趣旨、意義を徹底することが、学士課程教育であると思います。そういう意味から、学士課程教育の要素を明確に捉える必要があります。私は、このような学士課程教育の内容を「学術基礎教育」または「専門教養科目」と称しています（参照：絹川正吉2000）。
　　学術基礎教育は、専門（ディシプリン）教育との連関を意識しつつも、その基盤とな

る表現力や思考力の育成を図ることを目標にしています。そして次のような「学術基礎教育」の評価項目に基づいて、その内容が把握できると思います。すなわち、学術基礎教育において問われることは、

- 思考法についての重要な変化を経験したか？
- 自分で考える力をつける助けとなったか？
- 単に知識の記憶を超えた精神の働きかけを受けたか？
- 英知に裏打ちされた知識の本質に触れたか？
- 創造的思考の場に参加できたか？

この視点はボイヤーに基づいています（ボイヤー1988）。

学士課程における専門教育は、知識の源泉に触れる教育であり、知的資源の保証となる「専門教養」というべき性格のものと位置づけをすることもできます。

このような視点から、学士課程における専門学習の意味を、次のように要約できると思います。すなわち「専攻学問の知識探究方法の基礎訓練を受けることにより、人間の知的営みへの本質的参加を経験し、知識人としてのアイデンティティーを形成することが、『学士課程教育』における専門学習の意味である」。あるいは、「特定の専門分野における学問的洞察とその方法が、学習者個人の思考様式と価値の一部となるような学習が学士課程における専門学習の意味である。そのような学びを、『専門教育』と称する（扇谷尚1975；絹川正吉2006a）」。専門と教養の区別は相対的で、専門が独自のもので教養に対立するということは、虚構なのです。

## 2 「専門教養科目」の実践

「学術基礎教育」の実践は、「専門教養科目」の学習において実態を持ちます。「専門教養科目」の目標は、次のように定められます。

1）専門学習は、学生が自分の専攻する学問との一体感を体験する深さの学習であるが、その際次の点を強調することにより、一般（教養）教育理念を表出する。

（イ）一つの学問の方法論の基底を重視し、その学問を一般的な知的領域に関連づける。

（ロ）その学問の歴史と哲学的前提を理解する。

（ハ）隣接領域との相互関係を探る。

2）専攻の可能性と限界に対する感覚を与えることにより、知性の自由化を図る。

3）専門的に生きようとしている学生に、広い視野に立つものの見方を持たせ、考えることと、生きることの統一に努める英知の働きを促す。（参照：絹川正吉2006a、147頁）

### 3　戦略としての「専門教養科目」

　一般教育（教養教育）に対して、日本の大学教員がパトスを持てないのはなぜでしょうか。大学教員の直接的関心事を無視して、高踏的に一般教育を強制しても、教員は熱意を持てないし、教育の効果は期待できません。形だけなぞっているのであれば、そういう教育は思い切って止めてしまうのが最善ではないでしょうか。学部教育が批判の対象となっていますが、むしろ学部教育、すなわち、専門科目の教育を徹底した方が意味ありでしょう。ただし、そこで行われる「専門教育」の教育は、「専門教養科目」として位置づけ直すことが必要条件です。

　一言コメントを追加します。「専門教養科目」という発想は、「教養と専門の有機的関連づけ」というテーマに対して、回答を用意していることです。

　「専門教養科目」の実践において問われるのは、大学教員の資質、すなわちリベラルアーツ・カレッジの教員の資質開発です。学術会議は、教養教育を担う教員の資質自体が危機的な状況にあることに警鐘を鳴らすといっています。FD（大学教員資質開発）の焦点をリベラルアーツ教育への思想的共感を深めることに置くべきではないでしょうか。そして、そういうことを実現するためには、大学教員の評価システムを根本的に改めなければなりません。（参照：絹川正吉2006a）[15]

　1991年の大学設置基準の大綱化による教養部解体は、専門教育の関係者に以上の極めて重要な課題、責任を提起することになった。

　我々専門教育関係者にとって、この重大な課題をどれほど認識し、対応しているかこそが問題になる。

## 4 ■ 知っておきたい高等教育機関の基本的諸事項

### (1) 高等教育機関は管轄省の方針、教育施策の情報を組織の教職員と共有する

　国立、公立、私立を問わず、情報の受信・取得を早急かつ確実に行うことは高等教育機関の当然の任務であるが、それを組織の人間全員に周知徹底することはさらに重要となる。大学も専門学校も、関係者全員が関心を持ち、尽力することが大学力、学校力を創りだすからである。通常、組織は構成員の20％で動くといわれているが、組織の人間全員が会得したうえでの参加・協力は組織の底力となり、危機をも救う。そのような気構えが以下の事項にも共通する。

　本章冒頭の内容にも一部触れたが、関連性を吟味されたい。また、ここでは1991年の「大学設置基準の改定」を契機に要請されてきた事項を挙げてみる。また、ここでとりあげる基本事項とは教育業務の主たる部分に絞ってあるため、各々詳しくは別途、関連書籍を

活用されたい（本書では章末に参考図書を紹介している）。

### (2) 自校の明示する設立理念、建学の精神を理解する

　高等教育機関は各自、自校の教育理念を示し、どのような卒業生を世に送り出すのかを社会にアピールすることが要請される。教員は、自校の理念はどのような文言を用いて表現されているか、さらにそこに使われている言葉はどのような目的を持ち、どのようにその精神を訴えているかを知ろうと努力することが大切である。なぜなら、そうした理念のメッセージに賛同する自分がいるからこそ、就職してから教育への情熱は燃え続け、その情熱が自らの教員生活の支えとなるからである。

　では、その理念はどのような構図になって自分と関連してくるのかを図1-1にみてみよう（図中例示のものは作業療法学科の教科を用いているが、各自の担当教科に合わせて対応されたい）。なお、改訂指定規則に基づくものは数年ごとに改訂される。

### (3)「理念」を展開させる3つのポリシー

　大学改革は、特に国公立大学を中心に文部科学省によるさまざまなプロジェクト、諮問機関への答申、法改正などにより進められている。図1-2の文部科学省資料はポリシーに焦点をあてたものであるが、この改革の全体構想の中で、AP、CP、DPについては、上述の高等教育機関の理念と深く関係するため参考にされたい。

　APとは「このような学生を」、CPとは「このような教育課程を通して」、DPとは「このような能力を持ち合わせ社会に送り出す」、というもので、入学から卒業、そして就職に至るまでの教育方針を示すものである。

　高等教育機関では、理事長、学長（校長）教員、職員をあげて学生教育に尽力するが、量も質も厳しい現代では、多面的かつ新しい手法が提唱され、求められている。AP、CP、DPという3つのポリシーはそうした状況の中で、学生は志望する高等教育機関の理念に賛同し、その教育を受け、その理念を遂行する卒業生として、社会の期待に応えるため社会貢献する、ということを目指すものである。

## 5 ■ カリキュラム構成とその整合性の検証

　通常、教員はその任を受けない限りカリキュラム構成に関わる機会は少ない。しかしそれでよいわけではなく、全教員は「カリキュラム」の果たす役割や重要性、またその検証法について知っている必要がある。カリキュラム構成についての全容も図1-1に示している。

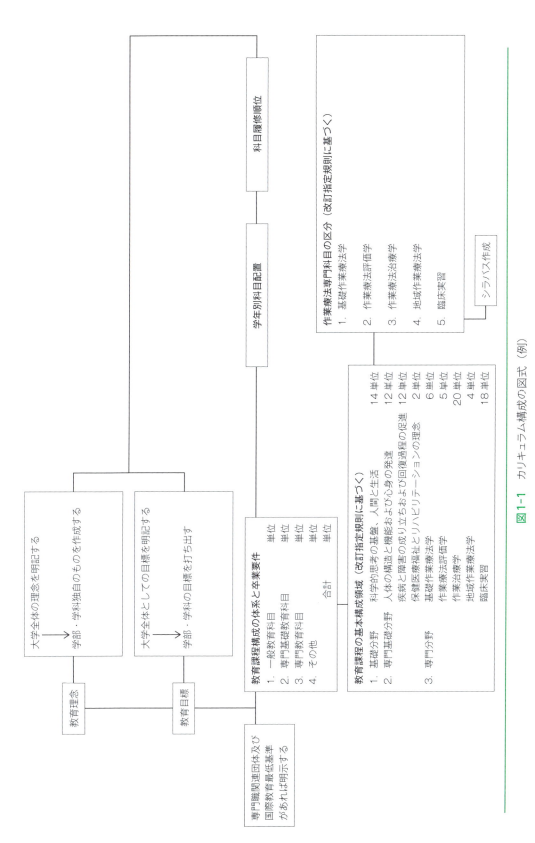

図1-1 カリキュラム構成の図式（例）

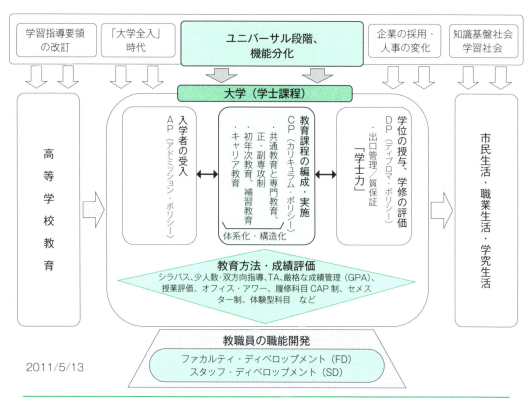

図1-2　学士課程教育の改革（文部科学省資料より）

　カリキュラム構成については、大切な要点が多くあるが、ここではカリキュラム作成時の基本的事項と注意すべき点などを「検証事項」として下記の資料から把握することにする。コア・カリキュラムについては第2章で述べる。

### (1) カリキュラム構成には

　まず初めに次の文章に注目したい。

　　この綿密な全体教育活動計画書がカリキュラムである。したがってカリキュラムに含まれるものは、
　　1) 教育目標（Instructional Objectives）
　　2) 学習方略（Learning Strategies）
　　3) 教育資源（Resources）
　　4) 評価方法（Evaluation Methods）
　　である。すなわちカリキュラムは教育のプロセスと、それによって生まれる教育の成果（Product）を計画したものである。換言すれば、期待すべき教育の成果をもた

らすための教育プログラムである。[16]

続いて、カリキュラムを決定する要因について、以下のように述べられている。

> カリキュラムは時代とともに変遷してきた。この変遷をもたらすもの、すなわちカリキュラムの決定要因として、社会的決定要因、学問的決定要因、政治・経済的決定要因、学習者による決定要因、大学における決定要因を挙げることができる。[16]

上記の引用をふまえ、図1-1に加えて、カリキュラム構成のための補足説明を以下に加える。

①高等教育機関の全教育課程における基本構成領域分野と、そこに所属する科目群と科目名およびそれらの卒業要件となる単位数／時間数を明記する。

②上記①の科目は、必修科目と選択科目に分類され、規定された単位数を充たすよう指定されている。それは、一人ひとりの学生が習得学年期限内に選択・登録をして、正式にその学生の受講科目と認定される。専修学校の場合、もしその多くが必修科目であれば、選択作業およびその登録作業は不要となる。

③なお、学内における教科目以外に、学外における実践教育として、例えば見学実習、評価実習、総合実習などと呼ばれる「臨床教育」がある。それらについては、名称、実践期間、時間数などがカリキュラム中に含まれていることも覚えておきたい。このような学外における「臨床教育」については、高等教育機関の準備する"臨床実習の手引き"またはガイドの中に、細かな指導内容が記されている。なお、「臨床教育」は依頼する高等教育機関と受け入れる病院、施設などの間に交わされる「契約」であることを覚えておきたい。カリキュラム作成のポイント（図1-3）を参照。

## （2）カリキュラム検証

検証とは、構成されたカリキュラムの整合性を見極める作業を指し、以下の内容が挙げられる。

①カリキュラムはその高等教育機関の「理念」に応える教育内容として構成されたものであること
　・理念、目標は3つのポリシー（AP、CP、DP）に反映されているかを見極める

②法律上の規定および専攻課程による規定を満たしているか
　・教育課程の基本的構成領域（指定規則）
　・教育課程（知識体系の位置づけ、学習の過程の成立、卒業要件）
　・自国および必要であれば国際的"専門職関連団体"の定める教育最低基準を満たし

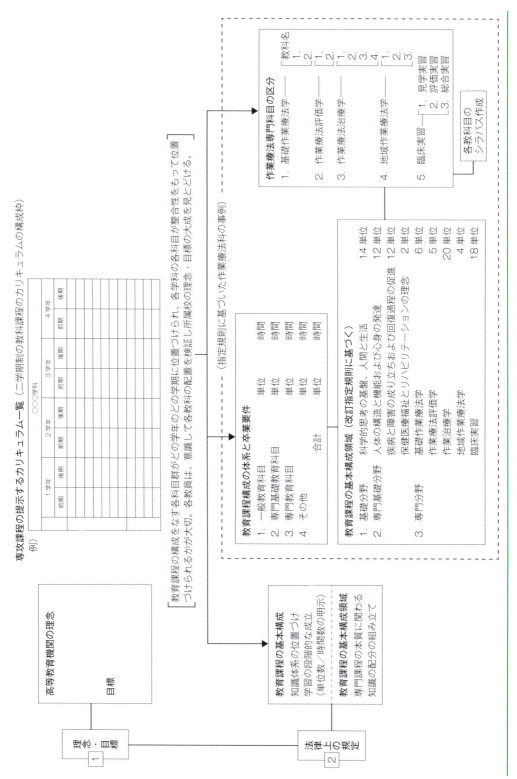

図1-3 カリキュラム構成作成のポイント（例）

ているか
・その高等教育機関としての専攻課程規定

　上記の中には教科名、単位数、時間数、教科目の位置づけ（学年学期）および関連する教科目の位置づけに整合性があるかなどの吟味が含まれる。
　「カリキュラム」はその高等教育機関の「理念」の具現化であり、同時にその高等教育機関の卒業生に社会が期待することへの呼応である。

### (3) カリキュラム検証のステップ

　カリキュラムプランニング作成用紙（ワーキングシート1）を基に内容を記入し、カリキュラム構成とその整合性を検証する作業を行う。ワーキングシート1の意味と使い方を以下に説明する。

①ここでは4学年制・2学期制の高等教育機関を想定している（学年・学期が異なる場合は各々の状況に合わせる）
②カリキュラムは6つの科目群を有している（専門教養教育群、コア・カリキュラム科目群、専門基礎科目群、専門専攻科目群、選択科目、臨床実習）
③各学年の各学期に6つの科目群に属する教科目を組み込む
④リフレクションセミナーは年度の終わりに時間を作り行うもので、必修としたが単位はつかない
⑤臨床実習は高等教育機関によって実施期間や方法が異なるため各々の状況に合わせる
⑥各科目群それぞれに、自分の所属学科の教科目を1学年～4学年まで記入する
〈検証・確認作業〉
⑦教科目名の記入位置づけを確認する（学年学期）
⑧自分の担当教科目のうちの一つを選び、その教科目に関連する各教科目の履修位置づけを確認し、その位置づけの整合性を確認する。必要であればシラバス確認を行う
⑨必要に応じて課題対応法を選び対応する
⑩"確認"は学科会議で担当教員は担当事務員と調整する

## 6 ■ 担当教科目シラバスとその整合性の検証

以下、シラバスについての絹川の文章を引用する。

　シラバスとは
　　大学設置基準大綱化の原点となった「大学審議会」の報告書に、「大学自己点検・評

**ワーキングシート1** カリキュラムプランニング作成用紙

○○○学科教育課程総体図

| | 1学年 | |
|---|---|---|
| | 前期 | 後期 |
| A | | |
| B | | |
| C | | |
| D | | |
| E | | |

| | 2学年 | |
|---|---|---|
| | 前期 | 後期 |
| A | | |
| B | | |
| C | | |
| D | | |
| E | | |

| | 3学年 | |
|---|---|---|
| | 前期 | 後期 |
| A | | |
| B | | |
| C | | |
| D | | |
| E | | |

| | 4学年 | |
|---|---|---|
| | 前期 | 後期 |
| A | | |
| B | | |
| C | | |
| D | | |
| E | | |

リフレクションセミナー

| | 1学年 |
|---|---|
| F | |

| | 2学年 |
|---|---|
| F | |

| | 3学年 |
|---|---|
| F | |

| | 4学年 |
|---|---|
| F | |

A：専門教養教育群、B：コア・カリキュラム科目群、C：専門基礎科目群、D：専門専攻科目群、E：選択科目、F臨床実習（資料提供：矢合令子、永井洋一）

価項目（例）」という一文が併記されていた。その一つの項目である「教育指導の在り方」の中に、「各授業科目ごとの授業計画（シラバス）の作成状況」という記述があった。このことがきっかけとは限らないが、「シラバス」をつくり公刊することが、日本の大学で流行した。(中略)「シラバス」は大学（教員）と学生との間の双方向的コミュニケーションの道具である。特に選択構造を中心とする教育課程においては、「シラバス」という教育サービスのカタログを見て、学生は受講する科目の登録をする。その際、「シラバス」は大学教員と学生との間での双務的契約書に対応する（苅谷, 1992）。教員はシラバスで予告したように授業をする。学生はシラバスで指定してあるように予習しなければならない。そういう授業の在り方の下で、シラバスは意味を持っている。大学における授業をこのように双方向的に認識する記号として、「シラバス」は登場する。したがって、「シラバス」を作るということは、これまでの権威的大学文化を新しい双方向的文化に改革することを意味している。この認識がないと、「シラバス」を作っても、それは依然として「講義要項」でしかありえない。「シラバス」とは行動的コンセプトなのである。[17]

　シラバスの意味を、ここでは教科目の摘要、あるいはこれまで授業概要、授業計画などと称されてきた類のものと解釈する。
　カリキュラムがその高等教育機関の「理念」の具現化であるとすれば、シラバスは教科目を通して「理念」を伝達する最適手段といえる。
　シラバスの作成方法は種々あるが、ここでは日本医学教育学会による「医学教育の原理と進め方」に基づいて指導を受け、日本作業療法士協会が作成した【カリキュラムプランニング：その方法と作業療法専門科目への応用】[18]より日本医学教育学会による教育方法論の特徴を紹介する。

　　この方法論の長所は、教育の目標を一般目標（GIO：General Instructional Objective）と行動目標（SBO：Specific Behavioral Objectives）に整理し明確に言語化できることである。言語化することによって、教員と学生の双方が目標を確認し共有しあえ、目標達成が容易となり、また学習の効果を共通の理解の上に立って評価し、相互に承認することが可能になる。次に日本医学教育学会による教育方法論の中から、特に重要な部分の概要を示す。

学習目標と目標設定
1) カリキュラム立案の意義
　作業療法士の卒前教育において、教員が学生に教えたいと思うことがらは、作業療

法の進歩に伴い年々増大している。しかし白紙の状態で入学してくる学生が、限られた年度の中で学べる内容には限りがある。膨大な量の知識、技術を効率よく学生が身につけるためには、きめの細かい学習計画や教員の援助が不可欠である。

一般にカリキュラムといえば、科目名、時間数を書いたものや、時間制の類いを思い浮かべるのではないだろうか。しかし、学生がより高いレベルに到達するためには、科目や時間数はもとより、当該科目の「学習目標」「学習方法」「学習資源」「教育計画」などをあらかじめ定めておく必要がある。これらを定めた「学習計画書」が「カリキュラム」である。きめ細かいカリキュラムが準備されていることで、学生は「何を」「いつ」「どのように」「どこまで」学習し、「どのように」評価されるかを知ることができ、学習に対する動機を高める効果も期待できる。一方教員は、綿密なカリキュラムを作成することで、教授方法、評価などの検討や改善がより具体的に行えるようになる。

以下「学習目標」「学習方法」「学習資源」「教育評価」について、教育部短期講習会（1990年度）の資料を基に解説する。あわせて既刊の「カリキュラム・プランニング」も参照されたい。

2）目標設定の意義

「教育とは学習によって学習者の行動に変化をもたらす活動である」と定義される。

学習目標を設定することは、学生がその授業で何を理解し、何ができるようにならなければいけないかという、行動の変化の指針を示せるばかりでなく、次のような価値がある。

（1）学習者が、これから学ぼうとしていることの目標を理解しやすくなり、学習のガイドとなり、モチベーションを刺激する。

（2）学習者と教員との間で、学習目標や評価についての情報交換が容易となる。

（3）同一科目を複数の教員が分担する場合、学習目標や進度について、共通の理解が得られやすい。

（4）学習者が、効率的かつ効果的に学習目標に到達するためには、どのような学習方法を選択し、いかなる資産を準備するのか、どのような時間配列が良いかなどを計画しやすい。

（5）学習目標を達成したか否かの評価がしやすい。

3）学習目標とは

学生が、現在学習しているのは何のためなのか、また将来臨床で役立つのかどうかを知っており、同時に学習の目標が高すぎずあるいは、努力しなくても到達できるほ

ど低くなく適切に設定されていれば、学習は促進され効果も高くなる。

　学習目標は学科、科目、または単位が終了した時点で学習者に期待される成果を示したものである。学習目標は一般教育目標（GIO：General Instructional Objective）と行動目標（SBO：Specific Behavioral Objective）の2つの形式で表現され、その科目あるいは単位すべての行動目標を達成すれば、その科目あるいは単位の一般教育目標が達成できるように設定される。

一般教育目標（GIO）とは
　学習者の成果を比較的抽象的な言葉で示したもので、学科、科目または単位の終了時に、学習者がどのような状態になっているかを示したものである。したがって、学習者がこの学科、科目または単位により修得した能力が、将来何のために役立つかが明確に示されていなければならない。

　一般教育目標を記述する際には次のような点に留意する必要がある。学習者を主語にした、誰にでも理解できる文章であること。一般教育目標は、学科、科目または単位の行動目標をすべて達成することで到達される状態を示すものであるから、ある程度複雑な総合能力の形で示される。これには比較的複雑な行動、状態を示す動詞が使われる。

　一般教育目標は「学習者（学生、実習生）は…」で始まり「…A…（ができるように）になるために…B…を理解する（注1）」のように記述される。Aの部分には、将来何のために役立つかが、Bの部分にはそのために必要とされる総合的能力が表現される。例えば「学生は、作業療法士として対象者の日常生活活動の自立を援助できるようになるために（A）、日常生活活動訓練の方法を理解する（B）」のようになる。総合的能力（B）に関する具体的内容は行動目標として示される。

　また学科、科目または単位の性質によって異なるが、一般教育目標にはできるだけ学習目標の3領域（知識、技術、態度）が示されていることが望ましい。

　注1：一般教育目標記述のための動詞の例
　知る　認識する　理解する　感ずる　判断する　評価する　価値を認める　位置づける　考察する　使用する　示す　実施する　適用する　想像する　身につける（一般教育目標で用いられる動詞は、複合的な概念を持っている）

行動目標（SBO）とは
　学習者の成果を具体的、行動的な言葉で示したもので、科目または単位の終了時に学習者が実際に何をできるようになるかを示したものである。

行動目標の記述に際しては、学習者を主語にした、誰にも誤解を生じさせない文章であること、比較的単純で具体的な能力が示されるのだから、目に見える、言い換えれば観察可能な行動を示す動詞が使われること、学習者の到達すべきレベルが示されていることなどが重要である。

　行動目標は「…について説明できる（注2）」のように記述される。一つの行動目標には原則的に一つの項目、一つの目標領域、一つの動詞だけを含むようにする。また一つの一般教育目標に対して、通常は数個から10数個の行動目標が設定されることが多い。

　前述した日常生活活動の一般教育目標における行動目標の例を挙げると「SBO：1．日常生活活動の範囲が説明できる（認知領域）…7．脊髄損傷者の便座への移動方法を模擬患者に指導できる（精神運動領域）」のようになる。行動目標はこのように何がどこまで、できるようにならなければならないかを示していると同時に、できるだけ学習目標の3領域の能力を示す目標が列挙されていることが望ましい。この学習の3領域については、次の教育目標の分類で述べる。また以上の条件以外に、行動目標はRUMBAaのすべての条件を満たしていることが望ましいが、これについても後述する。

行動目標の必須化
　行動目標は次の条件（RUMBAa）を備えていなければならない。
(1) Real：現実的
　行動目標は、学習者が将来的に応用する能力であるから、単に理想を追うだけの非現実的なものでなく、実際面で矛盾のない、普遍的、現実的で、学習者と教員の双方に受け入れられるものでなければならない。
(2) Understandable：理解可能
　行動目標は、あらかじめ学習者や教員に示されるものであるから、誤解を生じるような曖昧な言葉ではなく、学習者が行うべき行動を、明瞭にわかりやすく表現していなければならない。
(3) Measurable：測定可能
　行動目標は、学習者の到達道を評価する基準になるものであるから、具体的な行動を示す言葉で表現しなければならない。「…が列挙できる」という行動目標があったとすると、その目標に到達したか否かを測定するには「…を列挙せよ」という問いを発すれば良いのである。
(4) Behavioral：行動的
　行動目標は、測定されるものであるから、具体的な行動を示す動詞を用いて表現し

なければならない。

(5) Achievable：到達可能

　行動目標は、学習者が到達すべき目標を示すものであるから、学習者が実際に到達しうる程度のものでなければならない。

　ごくわずか努力するだけで達成できるほど低くもなく、いくら努力しても達成できないほど高すぎてもいけない。

(6) Accountable：採算性

　行動目標を目標に、実際の学習活動が行われるものであるから、単に予算面のみならず、効果的にも効率的にも十分採算のとれるものでなければならない。

学習目標の分類

　授業においては、講義形式の知識伝達ばかりに偏らず、実技などもバランスよく取り入れることが重要である。また、学習目標には、知識、技術、態度の各側面が考慮されていなければならない。これらの3つの側面について、医学教育の分野で用いられている分類に沿って説明する。

(1) 認知領域（Cognitive Domain）：想起・解釈・問題解決

　この領域には知識に関する学習目標が含まれる。この領域の学習目標には、「…を列挙できる」のように、知っているあるいは思い出せるという想起のレベル、「…の検査結果から問題点を列挙できる」のように、知識を元に物事がわかっている、理解しているという解釈のレベル、「…の治療計画が立てられる」のように、分析結果を統合し治療方法を決定する場合のような問題解決レベルの3つのレベルがある。

(2) 情意領域（Affective Domain）：態度

　この領域には、作業療法士にとって必要とされる態度、習慣に関する学習目標が含まれる。例えば「…のために対象者とコミュニケートできる」のように、対象者あるいはスタッフ間の相互交流や作業習慣に関するような目標群である。この領域は、目標の設定や学生の到達度の評価が難しいが、重要な領域である。

(3) 精神運動領域（Psychomotor Domain）：技能

　この領域には、作業療法を実地する場合の技能に関する学習目標が含まれる。例えば「…テストが実地できる」のように、検査・測定・治療手技・対人技能等に関する目標群である。

注2：行動目標を記述する際に用いられる動詞の例を、学習目標別に示す。

①認知領域（想起・解釈・問題解決）

　列記（挙）する　述べる　具体的に述べる　記述する　説明する　分類する　比較

する　対比する　類別する　関係づける　予測する　選択する　同（特）定する
　　　弁（識）別する　推論する　公式化する　一般化する　使用する　応用する　適用
　　　する　演繹する　結論する　批判する　評価する
　②情意領域（態度）
　　　行う　尋ねる　助ける　コミュニケートする　寄与する　強調する　示す　見せる
　　　表現する　始める　相互に作用する　系統立てる　参加する　反対する　応える
　③精神運動領域（技能）
　　　感ずる　始める　模倣する　熟練する　工夫する　行う　実施する　創造する　操
　　　作する　動かす　触れる　調べる　触診する　準備する　測定する[18]

　シラバス作成については、第2章においてもシラバス用紙（p51）を紹介する。

# 7 ■ 教科目授業以外の担当業務

　保健・医療・福祉に属する学部や学科のおそらく全学科において、学内教育以外に学外における「実践教育」や臨床実習を必要とすると考えられる。そのためには全学あげての組織的協働提携業務が発生する。後述するIPEの学外実習形態にあっては一層、連携業務が緻密になる。

## (1) 各学部、各学科の要請事項

　大学によって、学部ごとに事務の部署がつく場合と、学部学科の少ない場合では事務局の事務職員が一括して業務分担で担当にあたる場合とがある。
　各学科の教員は学内・学外共にそれぞれの学科の特徴によって、教室の形成、教具教材の異なること、学外との連携施設や交流内容の違いをふまえ、丁寧に理解し相手方との提携の内容、手順、交渉相手を含め要請事項の提出、応答形式をスムーズに進める必要がある。

## (2) 管理、運営管轄の役割

　複数の各学科学生がグループを編成して、学外における見学、実習に参加する場合、どの学科の教員が担当にあたるのかは、あらかじめ関係学科で管理、運営、方針などを共有していなければならない。それが大学あげての仕事となるのであれば、大学教員組織上で決めるのか（委員会扱い）、規定に沿うのかを決めておく。依頼文、公文書のやりとり、謝礼、諸出費の会計など、事務的作業においても責任管轄にあっては会得していることが不可欠である。

### (3) 学内、学外の連携教育環境整備

　複数の学科の学生が、グループを組んでゼミを行う場合、グループを組んで集まり討議発表を行う場合、あるいは公開授業を行う場合など、学内のどの教室をあてるのか表示する必要がある。使用する教育機器、小道具などの管理については、ルールや説明書による励行が要請される。

## 8 ■ 学内外の業務

### (1) 所属学科内における業務
　①学科会議の主催業務
　②出勤日程表の作成（欠席、出席、学会参加、出張、ほか）
　③教材購入、棚卸し、記録
　④臨床実習関連業務
　⑤学年クラス担当教員業務
　⑥外来講師担当業務
　⑦学内各種委員会委員選出作業
　⑧学内事務との連絡、クラーク業務
　⑨学科運営、防災・突発事項対応など

### (2) 所属校内における業務
　①年間行事（入学・卒業式、オリエンテーション、入学試験、オープンキャンパス、広報活動、メディア活動、そのほか各学校ごとの行事）
　②教授会
　③各種委員会（※例として人権委員会、倫理委員会、学生委員会、図書委員会、地域交流委員会、国際交流委員会、各種設置されたセンター、教務委員会、学術委員会、FD委員会、入試委員会、転職委員会、広報委員会、情報委員会、統計処理委員会、将来構想委員会など）

### (3) 所属校の業務が学外、校外において行われる活動
　①地域連携活動
　②臨床実習関連活動
　③そのほか、学外において参加する活動

（矢谷令子）

## 引用文献

1) 文部科学省：平成28年度医学部入学定員増について．文部科学省(Online)，〈http://www.mext.go.jp/b_menu/houdou/27/10/__icsFiles/afieldfile/2015/10/23/1363060_4_1.pdf〉，(accessed, 2017-6-27)．
2) 厚生労働省：平成26年(2014)医師・歯科医師・薬剤師調査の概況．厚生労働省(online)，〈http://www.mhlw.go.jp/toukei/saikin/hw/ishi/14/dl/kekka_1.pdf〉，(accessed, 2017-6-27)．
3) 日本看護協会：看護統計資料．日本看護協会(Online)，〈https://www.nurse.or.jp/home/statistics/index.html〉，(accessed, 2017-6-27)．
4) 日本理学療法士協会：統計情報．日本理学療法士協会(Online)，〈http://www.japanpt.or.jp/about/data〉，(accessed, 2017-6-27)．
5) 国立社会保障・人口問題研究所：社会保障統計年報データベース．国立社会保障・人口問題研究所(Online)，〈http://www.ipss.go.jp/ssj-db/ssj-db-top.asp〉，(accessed, 2017-6-27)．
6) 荻原喜茂：作業療法士を取り巻く状況について：(一社)日本作業療法士協会会員統計資料等を基に作成した作業療法士の状況．厚生労働省(Online)，〈http://www.mhlw.go.jp/file/05-Shingikai-10801000-Iseikyoku-Soumuka/0000122674.pdf〉，(accessed, 2017-6-27)．
7) 日本言語聴覚士協会：言語聴覚士指定養成校一覧．日本言語聴覚士協会(Online)，〈https://www.jaslht.or.jp/school/TrainingInstitutions/search〉，(accessed, 2017-6-27)．
8) 日本言語聴覚士協会：会員動向．日本言語聴覚士協会(Online)，〈https://www.jaslht.or.jp/trend.html〉，(accessed, 2017-6-27)．
9) テクノエイド協会：義肢装具士情報．テクノエイド協会(Online)，〈http://www.techno-aids.or.jp/senmon/〉，(accessed, 2017-6-27)．
10) 農林水産省：管理栄養士・栄養士の養成・活用；専門的知識を有する人材の養成・活用．農林水産省(Online)，〈http://www.maff.go.jp/j/syokuiku/wpaper/pdf/b_2_4_2.pdf〉，(accessed, 2017-6-27)．
11) アイデムスマートエージェント：薬剤師．アイデムスマートエージェント(Online)，〈http://www.pharmacist-magazine.com/news/article/885.html〉，(accessed, 2017-6-27)．
12) WAM NET：介護福祉士養成施設．WAM NET (Online)，〈http://www.wam.go.jp/school/OpenServlet?ACTIONTYPE=OS11LST〉，(accessed, 2017-6-27)．
13) 厚生労働省：第16回介護支援専門員実務研修受講試験の実施状況について．厚生労働省(Online)，〈http://www.mhlw.go.jp/topics/kaigo/hoken/jukensha/16-2.html〉，(accessed, 2017-6-27)．
14) 絹川正吉：大学教育のエクセレンスとガバナンス；絹川学長の教学経営ハンドブック．地域科学研究会，2006，pp70-76．
15) 絹川正吉：「大学の死」、そして復活．東信堂，2015，pp55-57．
16) 日本医学学会(監修)，日本医学教育学会教育開発委員会(編)：医学教育マニュアルⅠ：医学教育の原理と進め方．篠原出版，1978，p15．
17) 絹川正吉：大学教育の思想；学士課程教育のデザイン．東信堂，2006，pp175-176．
18) 日本作業療法士協会(編)：カリキュラムプランニング；その方法と作業療法専門科目への応用．日本作業療法士協会，1991，pp5-11．

## 参考文献

池上彰，佐藤優：「新・教育論」(文藝春秋第93巻13号；特集 日本再興の鍵は教育にあり)．2015，pp241-253．

猪木武徳，竹内洋，他：特集　国立大学文系不要論を斬る．中央公論第130巻第2号，2016，pp39-95．
大谷実：医療行為と法．弘文堂，1980．
勝田守一：教育と認識．国土社，1968．
絹川正吉（編）：ICU〈リベラル・アーツ〉のすべて．東信堂，2002．
関正夫：21世紀の大学像；歴史的・国際的視点からの検討．玉川大学出版部，1995．
関正夫：日本の大学教育改革；歴史・現状・展望．玉川大学出版部，1988．
大学教育学会25年史編纂委員会：あたらしい教養教育をめざして；大学教育学会25年の歩み　未来への提言．東信堂，2004．
大学教育学会30周年記念誌編集委員会：大学教育　研究と改革の30年；大学教育学会の視点から．東信堂，2010，pp79-127．
多田羅浩三：医学清話；健康を支える知恵と制度の歩み．社会保険研究所，2016．
丹波宇一郎：人を育てよ：日本を救う、唯一の処方箋．朝日新聞出版，2015．
永井道雄，西澤潤一：創造性を育てる．岩波書店，1987．
保健・医療社会学研究会（編）：保険・医療における専門職．垣内出版，1983．
松村秩，矢谷令子：Q and A コアカリキュラム．理学療法と作業療法8:282-283，1974．
村田良一，三浦典郎（編）：教育原理．協同出版，1981．
森健：安倍政権「大学改革」に成算はあるか（文藝春秋第93巻13号；特集　日本再興の鍵は教育にあり）．2015，pp272-281．
矢内原忠雄：教育と人間．東京大学出版会，1973．
養老猛司，永田和宏：理系と文系の壁を突き抜けよ（文藝春秋第93巻13号；特集　日本再興の鍵は教育にあり）．2015，pp254-260．

# 第2章
# 保健・医療・福祉のIPE

---

**本章のポイント**
- 第1章の内容をふまえ保健・医療・福祉専攻学科の「IPE」に焦点が当てられている
- IPE開始に備えての準備事項
- IPEに先立つ専門教養教育の重要性
- IPEの実践内容およびIPE推進とFD（Faculty Development）活動の有効性

#  IPEに備えての教員の準備事項

　IPEを行う高等教育機関の教員は、所属校内において、実際に臨床現場で連携し合う可能性のある職種の専攻課程にある学生の指導に関しては、その学生が他の学科や他校の学生であっても、その職種の職務内容についての知識、技法の概要は把握しておく★1。

## 1 ■ 関連する各専門職概念の概要把握は必須

　第1章の表1-1（p6、7）で医療・福祉に関連する職種とそれらの職務概要について紹介した。自分の職種と連携する頻度の高い職種については、学生への指導や説明のためにも、ある程度の情報や資料を常備しておくとよい。
　教員によるこれらの準備や学習は、所属校の管理上オリエンテーション、組織的FD活動などを通して習得する機会が備えられているため、充分に活用する。

## 2 ■ 連携を必然とする理由 ★2

　連携を必然とする理由の"意味"、"解釈"について教員の共通理解が必要である。
　人は他者と共に生き、関わり合い、相手を理解しようとし、生活行為の中で、それを実践し努力することが求められている。故に、複雑にからみあう現代社会にあっての"コミュニケーション""関わり合うこと"への努力は、ごく自然に行うことが当然というスタンスが求められる。しかし、現実は真反対にある。だからこそ意識をして、努力、改革することが必要になる。この基本の姿勢を抜きにして連携は成立しない。連携の基本は相手の立場を積極的に理解し、助け合おうとする人間同士の心によって成り立つからである。
　保健・医療・福祉の世界で使う「連携」という言葉には、以下のような基本事項がある。
　①まずは相手の立場をわかろうとする自分
　②協働する出番を理解し行動できる自分
　③理性も感性も適切に活かせる自分

---

★1…【他の専門職と専門性を理解する】（③p55）参照
★2…【なぜ対人援助のための連携・協働が必要か】（①p1）、【何のため、誰のためのIPEか】（①p74）、【チームを作る〜多職種協働の組織化と目標〜】（④p22）参照

④全体の状況を機敏に把握し連絡し合う自分
⑤誰のために働いているのかわかっている自分

こうした連携に必要な基本事項は早い時点から自己育成することが求められる。

自己優先の世界から他者存在の尊重、すなわち異なる思考、異なる様式をまずは理解、受容できるように、自分を準備したい。理解し合い、助け合う中で、失敗して悩み再挑戦を繰り返す。その度に謙虚な反省と聡明なるしなやかさで立ち上がれるとよい。現場はいつも檜舞台である。「連携」の世界は個人優勝あっての"団体優勝"である。ゴールはさまざまであるが目的は一つ。対象者個人の人生のQOLの獲得であり、関わる者一同が、その個人と共にその道程もゴールも共有することにある。

「連携力」を培う、その基本には以下の事項が挙げられる。
①自分に向き合うことができる（個性の善し悪し）
②①のために「人間」を知ることについて学ぶ（人間の本質、性（さが））
③②の自己育成について努力できる（物事の判断力がつく）
④自分の選んだ専門職、連携する他職種の専門性も概略を把握している
⑤連携する意義、目的、方法、手順、手段をわきまえ、実践できる
⑥上記①〜⑤をふまえて"対象者個人"のニーズにより適切に対応することができる

参考までに「連携」について、筆者の研究室の院生（当時）による研究発表（2006）の一部を表2-1に紹介する。

## 3 家庭・社会生活の営みは連携実践の現場

人間生活の多くの場合に、人は自然とその置かれた生活の中で他者との関わりに遭遇する。学生諸氏の自覚的学習には、家庭や自分の置かれた生活での役割分担を回想するところから連携の事例学習をするとわかりやすい。

教育として教えられる連携は難しくても、実生活ですでに行われている家族間の関わり合いを考えれば、そこからの連想で連携の理解にも親しみやすさが生まれると考えられる。

連携の出発点はすでに私たちの生活の中にあるということは、連携を行っていくうえで力強い後押しになってくれる。年齢や経験の重なりはより深い学びを与えてくれるであろう。そうした期待と共に、「IPEの実践」に入る。「IPC（IPW）」については本書の第3章につなげることとする。

（矢谷令子）

表2-1 「連携」を行ううえで不可欠とされる事項とその対応及び関連教科名

| 不可欠要素 | 対応策 | 教科名 |
|---|---|---|
| QOLとは何かを理解する（知識）<br>知識と感性が統合され理解が深まる | 【知識】個性とは何か（違いの認識）生命、生活、文化、個性、個別化<br>【体験】違いの確認、人と人との関係、五感（六感）を活かす、体験を重ねる。たとえば地面をはだしで歩く<br>【環境】 | ・人間理解と援助<br>・職業と倫理 |
| 人の心を思いやることができる（行動） | 【知識】心とは何か、脳の機能、心の機能、自分と他人<br>【体験】違う人を受け入れる、同化する<br>体験学習（知りたい、わかりたい、関心を持つ）<br>過去回想学習・未来の想定学習<br>うれしかったこと、思いやったことの対応を思い出す<br>①何をしたのか<br>②どのようにしたのか<br>③何を使ったのか（体のどこを使ったのか・何度も使ったところはどこか）<br>④なぜそうしたのか<br>－分析し、統合する－ | ・人間関係論<br>（メディアを活用した授業でもよい） |
| 人間理解に基づいたコミュニケーションができる（行動） | 【知識】コミュニケーションとは何か<br>バーバルコミュニケーションとノンバーバルコミュニケーションについての理解<br>【体験】人の心の動きについて、分析する。態度や表情にどのように表れるか<br>伝言ゲームやあ行トークでコミュニケーションは言葉だけではないことを体験する | ・コミュニケーション実践論<br>・保健・医療・福祉におけるコミュニケーション |
| 連携のもとに適した支援ができる（行動） | 【知識】連携する他職種の法律的な根拠と歴史や、あり方について学ぶ<br>【行動】他の専門職を理解するとはどういうことか、連携の橋を完成させる | ・地域福祉連携論<br>・多職種連携論 |

作成：新潟医療福祉大学大学院「保健・医療・福祉専門教育方法・実践学」研究院生一同
（担当：矢谷令子）

専門教養教育はIPEに先立つ

　前節において、連携の意味や必然性の理解について触れたが、それらは、それぞれの専門教育にとって不可欠な基礎教育にあたるほんの一部にすぎない。IPEの必然性のスタンスから本書を書きおろしているが、IPEの教育体系が確立され、学問として成熟する日にはこの「専門教養教育」はカリキュラムやコア・カリキュラムとして顕在化するものと考えられる。第1章では「専門教養教育」について触れたが、そのスタンスに立って第2章では、具体的にIPEについて考えてみる。

## 1 ■「人間」と「教育」について考える

　人間を問うとなると、Pascalは「人間は葦の如く弱いが、それを知っている人間は『考える葦』として『知らない宇宙』よりも偉大でありさらにすべてを知っていることよりも一つの小さな愛の葦の方が、なお偉大である」と説き、これを物体・精神・愛という秩序の三段階と呼んだといわれている（広辞苑より）。フランスの「公民の倫理」を説くFoulquieは教育の「知育」と「訓育」をとりあげ、以下のように述べている。

> 知育は歴史、物理、倫理等の一定量の知識を所有させることである。訓育は、人間の能力の調和のとれた発達を意味している（中略）私達のうちの人間性すべてを発達させ、私達の果すべき義務を忠実に履行させるのは知育よりも訓育の方である。[1]

　また、矢内原は教育のスタンスから、以下のように述べている。

> 教育それ自体の立場において『人間性』の要求する人間像の形成を目ざして行われる。これが本来の教育問題である。教育の目ざす人間像の問題をこの見地から考えるとき、それは必然的に『人間』もしくは『人間性』の研究になるのである（中略）教育の目ざす人間像は具体的な個々の人間を離れては考えられない（中略）教育の目ざす人間像は一様であることはできず、結局人間とは何であるか（中略）人間らしい人間につくり上げることが教育の任務である。だから人間らしい人間とは何であるかという認識が根本的なのである。[2]

この矢内原の文章から読み取れることは、教育の根本は「人間が人間を知る」、つまり「人間らしさとは何かを認識する」ことにあるということである。そして、教育とは「人間が人間を知る」ことから始まるということは、人間は自己に向き合うということを意味する。それは人間の性（さが）、はだかのままの人間の限界、可能性に素直に向き合うということである。

　Foulquieは、知育と訓育の違いを比較し、得た知識の使い方を判断させる力は訓育にあると、幼児から物の良し悪しの判断力を育成する大切さを強調している。知育、徳育、体育のバランスのよい教育の大切さは教育の始まりといえる。高等教育にあってはその専門にはその専門の「専門教養科目」があるはずとの絹川の文章を以下引用する。

> 特定の専門領域における学習であっても、そこでの学びが、人間の知的営みの本質に関わる普遍的内容を示唆するものであることが期待されている。すなわち一つのディシプリンの性格を持つ学習こそが大学教育のカリキュラム構造である。このようなカリキュラムを実現するコンセプトとして『専門教養科目』を（中略）主張したい。[3]

## 2　「連携力」の育成について考える

　"リハビリテーション"の意味も分野も広くて深い。今日、日本の社会的理解度が「リハビリテーション＝訓練」に留まるのであれば、ぜひ、真の意味の理解を深めよう。

　日本に「リハビリテーション」という考え方が紹介された時、その概念を汲んだ社会的リハビリテーション・医療的リハビリテーション・職業的リハビリテーション・教育的リハビリテーション・心理的リハビリテーションについて紹介された[4]。

　アメリカ全国リハビリテーション委員会は1941年にリハビリテーションの定義を以下のように発表した。

> 障害者が身体的・心理的・社会的・職業的・経済的有用性を最大限に回復すること[5]

　この「リハビリテーション」という横文字が輸入される以前に、すでに日本では職業的リハビリテーションにつながる考え方や実態があったと聞かされた時は非常に合点がいった。また、医療的リハビリテーションに先がけて本当は社会的リハビリテーションの先行こそが必要だったのではないかとの意見にも同感した。これらは筆者が地域リハビリテーションの体験（1973年〜1995年）から多く学んだことである[6]。

日本の医療は長い間限られた医療専門職で行われてきた（p6、7の表1-1参照）が、第二次世界大戦終結後、特に1966年以降、リハビリテーション医療関連職である理学療法士、作業療法士の発足を機に、「チームワーク」、「チーム医療」という言葉も広まった。リハビリテーション医療発祥の地である米国において、チームワークは医師を中心として複数の各専門職（リハビリテーション従事者）が対象者、利用者に一貫したリハビリテーション医療を行うものと教えられてきた。

　この時、「医師を中心として」という言葉にあるように、チームワークはリハビリテーションを行う者同士が医師と関わり合って、よりよく一致したリハビリテーション医療の質を対象者に届けようとする精神にみなぎって、皆頑張っていたと想起する。

　そういう中で、対象者が決して不在ではなかったのだが、どちらかといえば、リハビリテーション医療を提供する側の結束の精神が主であったと記憶する。その後、米国ではIL（Independent Living）運動が起こり、ILC（Independent Living Center）となって全米に広がり、リハビリテーション医療を受ける障害を持つ人は、自分の人生の決断は医療側の決断によって左右されるものではないという方向に動いた。このIL運動は日本列島に上陸はしたが日本に定着はしなかった。しかし、このような彼らの主体的な動きへの尊重や理解は日本のリハビリテーション医療関係者に伝わり、今日に至っている。

　この間、日本は急速な高齢化社会を迎え、保健・医療・福祉・介護などの法整備が進められながらも、医療も福祉も抜本的な見直しが難しく、厳しい少子高齢社会へと進んできた。

　縦割り制度の強い日本に、リハビリテーションという横のつながりを強調するシステムが領域を違え、慣例を超え、専門を異にする世界に入り込んで、社会において「連携」を唱えるようになった。北欧は1970年代に保健・医療・福祉の総合政策を進めていた。これらのサービスを受けるのは、皆一人の人間なのであるから、日本の行政が縦割りで融通の利かないサービスを推し進める方がおかしい。しかし時の流れに押されて、現在日本もcureとcareの両立が現実化し、保健・医療・福祉の専門家に加え関連する多くの専門職サービスが活用される時代になった。職種間の連携は決定的に、社会的に不可欠な要請となったのである。

　チームワークの域を超えてサービスを受けた個人から「いい仕事をした」という言葉をもらえてこそ、連携の目的は達せられたとなるのでなければ、意味も価値もない。「連携」はそこで初めて役割を遂行できたことになる。この気づきこそが連携の出発点となる。

　「連携力」を培う基本となると考えられる「人間・自分」理解についてワーキングシート2を活用されたい。

**ワーキングシート2** 「人間・自分」理解

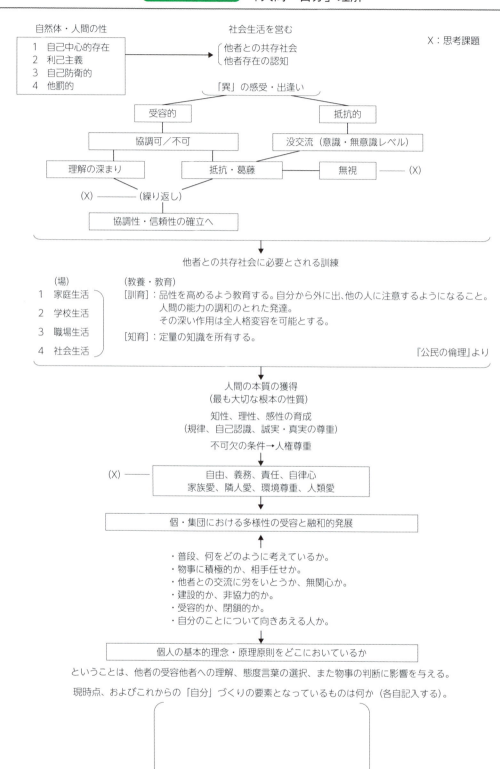

## 3 ■「対象者」、「家族」の課題への対応に向き合う★3

　人類の文明も科学も19世紀後半になって急速に進化し、20世紀後半の医学界は「病を診るのではない、病人を診るのだ」との先人の言葉を警鐘として繰り返した。この「病人を診る」という言葉の広さや深さを、「知育」「徳育」「体育」から「徳育」を切り捨てた教育の中で、"わかれ"と言っても無理ではないのか。知識、技術に徳育が加わってこそ、「病人を診る」という医療ができるのではないのか。家に、一人の病人がいる時は家族みんながつらい、心配で家中が暗くなる。快復の兆が見えてくると、皆が明るく元気になり始める。一生、障害や病を持って生きる時、それこそ、皆が力をあわせて暗く長いトンネルの中で次々と灯を求めて探し合う。保健・医療・福祉の専門家はこの灯をともす役割を担っている。専門家同士が"必要な時"の自分の出番を知り、次の担当者につなげる"道"や"時"を助け合って開き、引き継いでいく。一生懸命、歩こうとしている人の足元に次の歩が出やすくなるように道を開きあっていくのである。

　自分の仕事が終わったから、「済んだよかった」で終わるのではない、「対象者」の人だけがよくなるのでも、頑張るのでもない。対象者を助ける家族も、人々も相互に助け合いたい、喜び合いたい、本当の強い絆をつくりたい。「連携」はそのような心から始まる。学生諸氏は教員に習い、実習で学び現場の先輩から、対象者とその家族の皆さんから学び

静岡新聞　2009.8.3（夕刊）

### 窓辺　背中を拭く　佐藤　登美

　学生の顔をみていたおじいさんが、「じゃあ、背中でも拭いてもらおうかの」と言う。
　学生は病院実習に入り、このがん末期の老いた患者さんを受け持たせてもらって3日目。ようやく背中を拭くことを許されたのだ。「はい」と返事をしながら、うれしさを隠せない。小走りにワゴンを引っ張ってきて、その上に、湯を入れたピッチャー（水差し）や洗面器、必要なタオル（入浴剤などを用意する。これらの行為は、実習に出る前に学校で何度も練習してきたことだから、スムーズである。
　さて、そうした準備をして、受け持ち患者であるおじいさんのところにやってくると、おじいさんはすでにパジャマの上着を脱いで、背中をこちら側に向けて座っている。"さあ、やっていいよ"というふうに。こんな姿勢がとれるのは、これまでにも何度か背中を拭かれてきたか

らでもあろうが、学生にとってはこの上ない励ましになる。学生は、教科書通りに、洗面器に入れた湯の温度を測り、その中でタオルを絞り、おじいさんの痩せた背中に手早く広げ、押しつける。「うーん、いい気持ちぢゃ」とおじいさん。「もっと強く押せ。そこぢゃ」とおじいさん。言われるままに、拭いたり押したりしながら、学生は手のひらにこめる微妙な圧力や指の使い方を覚える。これは、相手がおじいさんだからできることで、演習用の人形では無理である。
　こんなふうにして、学生は、幾人もの患者さんの足を洗い、皮膚についた絆創膏をはがし、採血をさせてもらいながら、その一人ひとりから身をもって教えられ、育てられる。それは、技術的なことだけではない。もっと深い何か、たとえば生命の尊さを想い、人間として生きる芯のようなところを、である。

（県看護協会会長）

図2-1　背中を拭く

育っていく。他者の痛み、哀しみの共有は難しい。若く元気な学生諸氏に、どのように受け止めてもらえるかは、大切な課題になる。長年にわたって看護教育に尽力された佐藤登美氏の「背中を拭く」（図2-1）に目を通されたい。

（矢谷令子）

---

★3…【何のため、誰のためのIPEか】（①p74）、【病棟における困難事例】（⑤p15）、【地域・在宅ケアにおける困難事例】（⑤p61）参照

## 3 IPEの実践

　本節では、実際に筆者らの新潟医療福祉大学での経験を例に、IPEの実践の流れを説明していく。

　IPEを取り入れた教育体制を創設時から開始する場合と、開設後に開始する場合[★4]とが考えられるが、新潟医療福祉大学は前者にあたるため、本節はその経過課程を例示する。

### 1 ■ 開設に備えての教職員向けの準備事項[★5]

　IPEを母校の理念や目標の中核に据える場合には、準備室設置時から創設者、学長予定者、幹部予定者の一致のもと準備室教職員予定者にあらかじめの方針が十分に伝えられることは第一の作業となる。設置基準の指定通り作業は進められるが、自校の掲げる建学の精神、理念、目標などが明確に言語化され、理事長、学長を始めとして全関係教職員に受け入れられ浸透するよう、十二分な準備と奨励が必要となる。

　多職種にわたる専門教科課程を予定する場合は特に直接関わるその専攻の学科長の豊かな教育経験、入念な企画は欠かせない。すでにそこから連携は始まるため、まさにIPEは開始時から実践を地でいくことになる。

　教職員を対象としての実際の準備事項としては、準備室のほかに全教職員予定者向けの研修企画が入る。連携教育体制を中心にしてみれば、第一に、理事長、学長、幹部各予定者などによる開設に向けての意志と協力への要請など、細部にわたる具体的事項も、学外関連事項も含め着々と準備される。

　加えて、連携教育について理解を深めるための見学研修、講演会、セミナー、研修会などは開設前から開催し、教職員各自の自覚（awareness）を整えておく。

　もちろん、各科における授業担当教員への教科担当の準備について、シラバス作成、使用教科書などの選択指定、必要な学外関係の依頼事項の打ち合わせなど、教職員の就職および就職時のオリエンテーションは全校あげてのもの、学部、学科ごとのもの、具体的な実践研修を含めることも必要となる（事前に就職予定の教職員向けとして予定する）。

---

★4…【IPEの実施】（①p57）、【IPE推進における課題：専門教育の中に割り込むことの大変さ】（①p67）参照
★5…【多職種連携学習と教授のアプローチ】（①p52）参照

全教職員のそろう早期のオリエンテーションには、もれのない準備が大切になる。物的、心的準備で初心を大切に育めるよう励み、準備する。
　教職員といえど、初めての場合はなおさらのこと、後々までも、自己の支えとなる学習事項は、記憶に残る方がよい。連携教育は、事前の面倒なコミュニケーションが山程もある、忍耐も時間も不可欠な要素となる。IPEを提唱する高等教育機関の教職員の人事採用にあたっては、この旨の了承を十分に説明し、就職後の協力一致に備える。
　本節では、高等教育における保健・医療・福祉専攻科を対象に、IPEとしてのコア・カリキュラム関係、シラバス作成関係、FD教育関係を中心にとりあげる。

## 2 ■ 高等教育機関の理念を活かす連携教育カリキュラム構成

### (1) 連携教育のカリキュラムにおけるコア・カリキュラムの設置

　カリキュラムの総体像にどのような科目群を設け、その中にどのようなコア・カリキュラムを入れ込むかという作業について、新潟医療福祉大学の資料[7]を基に考えてみる。
　①カリキュラムは各高等教育機関の理念を受けて作成される
　②上記①を基にカリキュラムの編成方針を言語化してみる
　③カリキュラムの編成方針に基づき科目群をつくりあげる
　④上記科目群の中にコア・カリキュラムを設ける

　上記の①から④に基づいた、新潟医療福祉大学のカリキュラム例を以下に挙げる。
　①理念は「すぐれたQOLサポーターの育成」
　②保険・医療・福祉に対する社会的ニーズの高度化・多様化が進み、これからの仕事に携わる専門職に、QOLサポーターとして、豊かな人間性、高度な専門知識・技術および各種専門職との連携能力を有することが求められている。このため、本学は、4年間の学習が終了する段階で、各種国家資格または国家試験受験資格などを取得できるようにするとともに、幅広い教養と語学力や情報処理能力並びに高い専門性と各種専門職との連携能力を習得したQOLサポーターを育成することをカリキュラムの編成方針としている。
　③上記カリキュラム構成方針に基づき、5つの科目群を挙げる。これらの各科目群の意図は明確に表現する。保健・医療・福祉基礎科目群を全学科共通としてのコア・カリキュラムとする。
　　• 基礎教育科目群／教養科目群／保健・医療・福祉基礎科目群／専門基礎科目群／専門専攻科目群

④コア・カリキュラムとしての"保健・医療・福祉基礎科目群"

　本科目群をコア・カリキュラムとして位置づけ、主に1年生と2年生が全学共通科目として保健・医療・福祉の基本的知識・技術を修得するとともに、他の専門職種者との相互理解・連携能力を養う。

　このため、2001年度教育課程では、生命倫理、カウンセリング技法、医学概論、家族関係論、生活支援論、介護概論、救急医学演習、ボランティア実習、人間学、医療福祉チームワーク論、全人的医療論などの科目を配置した。また、2005年度改訂教育課程では、QOL論、総合ゼミ、医療福祉連携論、医療福祉コミュニケーションなどの科目を配置し、相互理解・連携教育の充実を図った。

　さらに2009年度改訂教育課程では、1年次から4年次までの継続的かつ発展的なカリキュラム構成とするため、それまで1年後期に開講していた基礎ゼミⅡを連携基礎ゼミとし2年次後期に配置したほか、3年次に保健医療福祉連携学Ⅰ（医療現場）、Ⅱ（福祉現場）、Ⅲ（保健・地域）、保健医療福祉リスクマネジメント論を、4年次に連携総合ゼミを配置した。

## (2) 連携教育のカリキュラムにおけるコア・カリキュラム構成

　「コア・カリキュラム」はハーバード大学のロソフスキーによって行われた"カリキュラム秩序回復の提唱"に端を発するといわれている。大学教育の基準、すなわち、大学教育を受けた人間、教養人の条件を5点にわたって明示し、それらを公式化して大学教育の目標とした[8]。このことがコア・カリキュラムの起点となったとされている。

　なお、コア・カリキュラムを実際に構成するにあたり、新潟医療福祉大学ではFD活動の一端としてコア・カリキュラムについて絹川正吉先生へのヒアリングを企画し、図2-2[9]の情報を得ることができた。

　また、図2-3は3～4年間の専門教育、大学学士課程、さらに大学院教育までを想定したコア・カリキュラムの配置図である。

　IPEのコア・カリキュラムは、専門教養教育に始まり多職種の専門性の理解を得るため、コア・カリキュラム教科は初年次より最終学年にまで及んで配置される。

　初年次から学ぶ多職種の専門性は、3年次あるいは最終学年での実習において「連携」という実体験につながる。知識、技術、情意の修得は最終学年をもって卒前の教育をしめくくることとなる。

　次に新潟医療福祉大学において、IPEを取り入れたカリキュラムに"医療福祉基礎科目群"と称したコア・カリキュラムの事例を図2-4の説明のもと把握してみよう。

1. 1970年代米国ハーバード大学の一般教育改革に端を発するもの。
2. 先、大学の理念があり、その理念に基づく大学内の各部門の理念を明確にする。それによって選ばれた科目には、科目ごとのコンセプトがある。それらが集まって科目群ができる。
3. 上記の科目群を通して最低基準をコアとして立てる。これらはカリキュラムの柱となる。つまり「どういう人間を育成するのか」というコア・カリキュラムのコンセプトの基に科目名や、科目群の内容が作られてゆく、卒業生はその教育を誇りとして社会に出ていくことになる。
4. こういう意味でつくられたコア・カリキュラムの科目は通常必修とされている。

・コア・カリキュラムを設定することによって、各学科のコア・コンセプトが明確になる
・また、同時になぜコア・カリキュラムを必修として学生に課すのかとの概念化が明確になる必要がある。

～本大学におけるコア・カリキュラム構築の目的～
　大学の示す総合理念を目標化し、その目標を遂行するとされる選考科目から、各学部の学生が共通に修得するであろう知識や体験を通し本大学のidentityを身につけ、その教育を誇りとして社会貢献を果たす。

図2-2　コア・カリキュラムの一般的コンセプトから[9]

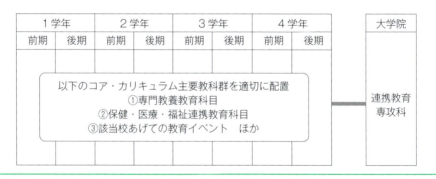

図2-3　コア・カリキュラムの配置

## (3) コア・カリキュラムの設置とその手順

　IPEを必要とする高等教育機関の多くは、その学部、学科構成に複数の専門職学科を有している。その全学科に等しくコア・カリキュラムは準備される。次の絹川の文章に目を通してみよう。

　　　カレッジの学生に対するカリキュラムは、主専攻（専修分野）と副専攻（副専修分野）から構成されるが、学生はそのいずれかに人文学の一つの分野を含めることが求められる。主専攻と副専攻の選択においては、次に述べるコア・カリキュラムの構造が反映されていなければならない。

協同医書出版社の最新刊

**最新刊**

# ラーニングシリーズ IP
## インタープロフェッショナル
### 保健・医療・福祉専門職の連携教育・実践

[全 **5** 巻]（すべてB5判・2色刷）

近年、保健・医療・福祉領域において、さまざまな専門職が互いの専門性について学ぶ「IPE（多職種連携教育）」、そしてそうした相互理解をもとに連携して働く「IPC・IPW（多職種連携協働・実践）」の重要性が注目されています。本シリーズは、そうした連携のために必要不可欠な概念として注目されている「IP（インタープロフェッショナル）」の教科書です。

## IPを学び、実践する！

IPを学ぶ学生、専門職種、研究者など、あるいはその学習環境に応じて①IPの理論研究、②教育現場での教授ツール、③学生・初学者向けの入門テキスト、④臨床現場での体制づくりのためのガイド、⑤事例集というそれぞれ特徴的なアプローチによる全5巻構成になっています。さらに、異なる巻同士で互いの内容に関連性がある箇所には「リファレンス」を設け、より深い学習が可能です。

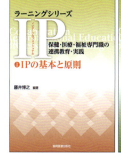
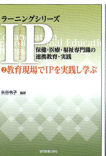
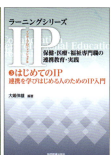
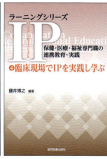
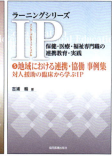

### ❶IPの基本と原則
藤井博之●編著
●112頁　定価（本体2,000円＋税）　ISBN978-4-7639-6029-0

### ❷教育現場でIPを実践し学ぶ
矢谷令子●編著
●132頁　定価（本体2,800円＋税）　ISBN978-4-7639-6030-6

### ❸はじめてのIP
連携を学びはじめる人のためのIP入門
大嶋伸雄●編著
●240頁　定価（本体2,600円＋税）　ISBN978-4-7639-6031-3

### ❹臨床現場でIPを実践し学ぶ
藤井博之●編著
●128頁　定価（本体2,800円＋税）　ISBN978-4-7639-6032-0

### ❺地域における連携・協働 事例集
対人援助の臨床から学ぶIP
吉浦　輪●著
●168頁　定価（本体2,400円＋税）　ISBN978-4-7639-6033-7

協同医書出版社　〒113-0033　東京都文京区本郷3-21-10
Tel.03-3818-2361／Fax.03-3818-2368　http://www.kyodo-isho.co.jp/

## ラーニングシリーズIP インタープロフェッショナル
## 保健・医療・福祉専門職の連携教育・実践 [全5巻]

### 各巻の特徴と読者対象

## IPを理解する！　IPに関心がある全ての方におすすめ！

### ❶IPの基本と原則　[藤井博之 編著]

IPを理解するうえで欠かすことのできない基本的な知識や原則を詳しく解説した、IPに関心がある全ての人にとって必須の基本書。IPの発展の歴史的な経緯や、IPがなぜ現場で求められているかの背景、日本におけるIPの現状などを詳しく解説しています。また、IP研究のレビューや、世界各国で実践されているIPに共通するコンピテンシーをまとめています。他の巻を読むにあたって、まずは知っておくべき内容が網羅されているので、第1巻を出発点として、自分の興味関心のある領域に沿って他の巻へと学習を進めていくことが可能です。

## IPをどう教える？　教員の方におすすめ！

### ❷教育現場でIPを実践し学ぶ　[矢谷令子 編著]

主に保健・医療・福祉専門職を養成する学校の教員のためのIPE入門書。教員としての基本的な知識を身につけたうえで、それぞれの学校でIPEを推進し、学生へ連携を教授する方法を解説しています。実際に著者が所属していた大学でIPEを実践した経験に基づく事例や方法を数多く紹介しているので、IPEの実践を目指す教員の方は、今後自身で授業やプログラムを編み出していくための参考にすることが可能です。IPEを実践している教員の実践報告や、実際にIPEを受けた学生の声なども紹介し、IPEを志す教員にとって必携の一冊となっています。

## IPって何？　学生・初学者の方におすすめ！

### ❸はじめてのIP　[大嶋伸雄 編著]
#### 連携を学びはじめる人のためのIP入門

主に学生・初学者の方を対象にしたIPの入門書。IPE、IPC（IPW）、連携といった言葉に関心はあるけれど、何から勉強すればよいかわからないという方は、本シリーズの①と共にまずはこの本から学びはじめることがお勧めです。IPや連携、チームといった基本的な概念を詳しく解説し、またさまざまな保健・医療・福祉の専門職種とその仕事内容を紹介しているので、連携して働く可能性のある他の職種についての理解を深めることができます。重要な言葉や概念には「キーワード」や「学習のポイント」の解説を配置し、非常に学習しやすい構成になっています。

## IPで現場を変える！　臨床家の方におすすめ！

### ❹臨床現場でIPを実践し学ぶ　[藤井博之 編著]

すでに臨床現場で働いている専門職の方を主な対象とした、実践のためのIP入門書。病院施設や地域ケアの現場で、周りの専門職と一緒にIPを実践しながら学んでいくための方法を詳しく解説し、職場内での勉強会などを進める際に活用することができます。さらに、IPを実践するうえで臨床家が気をつけなくてはならない観点や、共有しておくべき共通理解を提示しています。全国各地でIPを実践している臨床家の方々の報告も数多く紹介し、また特に連携が必要となる被災地医療支援におけるIPの実践も紹介しています。

## 何が現場の問題なのか？　IPに関心がある全ての方におすすめ！

### ❺地域における連携・協働 事例集　[吉浦 輪 著]
#### 対人援助の臨床から学ぶIP

病院施設や地域におけるさまざまな困難事例を通して、専門職がどのように対象者を理解し、協働していけばいいのかを考え、学ぶことができる事例集。患者・当事者の困難な状況のみならず、専門職側に問題・原因がある事例も数多く提示され、現場の複雑な問題に対応する考え方を身につけることができます。また、課題・問題別のサブテーマが設けられ、自身の関心のあるテーマに沿って学習することも可能です。学校教育や臨床現場でのディスカッションの材料として幅広く使用することが可能で、IPを学ぶために必携の事例集となっています。

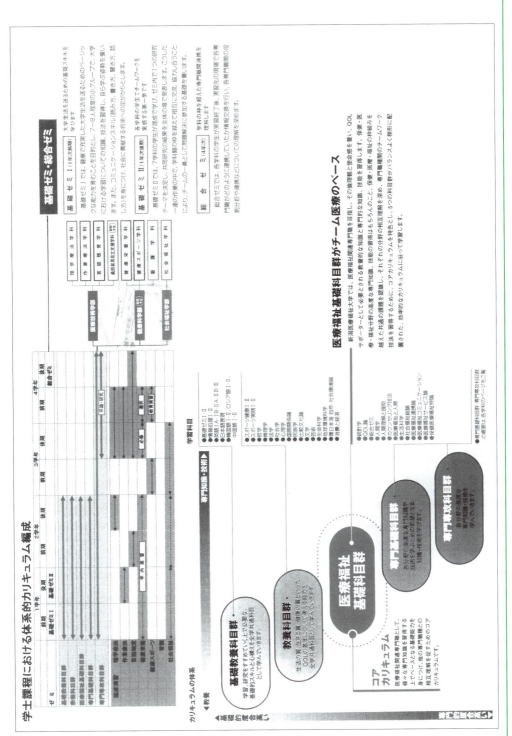

図2-4 新潟医療福祉大学におけるコア・カリキュラム（パンフレット）

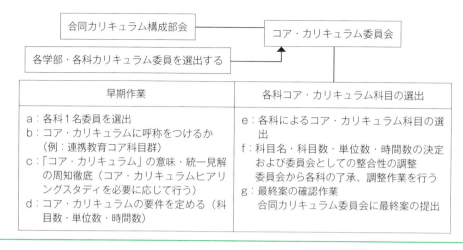

**図2-5** 合同カリキュラム構成部会（概略）

コア・カリキュラム委員会は、教育校全体のカリキュラムを担当する「合同カリキュラム構成部会」の下部組織として位置づけられている。

　コア・カリキュラムは、すべての学生に効果的学習と学問性を体得するための基本的なスキルを習得させ、学生に自己の価値観と社会の価値志向を検討させるために用意される。コア・カリキュラムに基づき、専修分野および慎重に選ばれた選択科目を総合することによって、カレッジの学生は、初めて知的関心を拡充し、深めることができるようになる。[10]

　上記のように、コア・カリキュラムは学生の専攻する専門知識や実践力、人間力の基本的なスキルを習得するために必要不可欠な科目群となる。この考え方を基に図2-5では、連携教育におけるコア・カリキュラム作成委員会構成の事例を辿ってみる。

### （4）コア・カリキュラム科目と科目概要の作成

　各学科から選出された委員は表2-2の13科目中、各自の専門に近い科目の概要作成を担当した。シラバスは概要の主旨を受け担当教員によって作成されるため多少の違いも考えられるが、各科目にこめられた所属校の理念、学生諸氏にかけた期待が十分に伝わり、卒後に活かされることが期待されている。

### （5）「コア・カリキュラム科目群」改訂時に向けての確認作業1

①コア・カリキュラムの位置づけを持つ科目群の「必修」と「選択」すべき教科目の再検討を行う

②各科目概要とシラバス内容の整合性のチェックを行う

表2-2 コア・カリキュラム科目群

| 科目名 | 単位数 | 科目別授業概要 | 時間数 |
| --- | --- | --- | --- |
| 統計学 | 2 | 保健・医療・福祉分野で共通して必要な統計学の基礎を学習する。具体的には、統計的な考え、基本的な統計的概念と理論、主要な統計解析法を、可能な限り演習を交えて学習する。 | 30 |
| QOL論 | 1 | 本学の理念である「QOLサポーター」としての精神と技法を習得するにあたり、まずQOL論を学習する。また、各学部学科の専門職実践において必要とされる、対象者中心の医療、福祉のあり方、異なる考え、異文化、他者の受容、専門職員のチームワーク体制のあり方、などの要点について学習する。 | 15 |
| 総合ゼミ | 1 | 本学の理念である「QOLサポーター」へ向けての自覚・役割を踏まえ、対象者中心として働き合う各職種の専門的連携(チームワーク)のあり方を中心に、混成チーム体制で学習する。 | 15 |
| 人間学 | 1 | 人間とは何かについて、マルティン・ブーバーの『我と汝』を手がかりに、人の間としての人間を考える。 | 15 |
| 人間理解と援助 | 1 | 援助者として、利用者や患者さんとの関わり方についてその基本姿勢を学ぶ。また、対象者を理解し援助するとはどういうことかを学ぶ。 | 15 |
| カウンセリング技法 | 1 | 対象者の心理的な相談に応ずるために、一般的なカウンセリングについて理解し、カウンセラーの基本的態度や基本的技法を習得する。 | 15 |
| 医療福祉と人間 | 1 | 近年とみに保健・医療および福祉の総合政策が進んでいる。医学・医療および保険、福祉の概念についても学び、そのサービスを受ける者、実践する者の立場からも、事例的に学習する。 | 15 |
| 生活科学 | 1 | 人間の食べる、着る、住むといった生物学的にも社会的にも基本的な生活の営みについて、その本質や目的、構造などを科学的に学習する。生活の科学的な視点や重要性を踏まえ、これらの営みが疾病や障害によって阻害された場合を含め、人間の生活をどのように捉えたらよいか、そのシステムについて学習する。 | 15 |
| 社会福祉総論 | 1 | 社会福祉についての視点と視座を明確に持つための基礎的な理念とその展開について述べる。 | 15 |
| 医療福祉連携論 | 1 | 医療・福祉に関わるリハビリテーション・ワークは、チームワークで成り立つことを理解する。その論理および実践を想定学習、見学・学習体験などを通し学習する。各学科の専門職を相互に理解し、尊敬することから対象者中心のチームワークのあり方について学習する。 | 15 |
| 医療福祉コミュニケーション | 1 | 人間社会や関連環境社会に不可欠とされるコミュニケーションの原理について、自分と異なる他者や異文化への理解、受容について、主観的・客観的見地から学ぶ。身近な家族、友人から対象者へと、必要なコミュニケーション技法、指導法を含め学習する。 | 15 |
| 医療福祉サービス論 | 1 | 医療および福祉についての概念を学習(医療福祉と人間)したことに続き、具体的にそれらの実践領域に焦点をあてて学習する科目である。現時点において医療および福祉の政策下にある両者のサービスについて、系統的に学習する。 | 15 |
| 保健医療福祉特論 | 1 | 保健・医療・福祉分野の専門職は広い一般教育に基づいて、その上に専門職を目指しての学習、臨床あるいは現場における実践がある。そのジェネラリストとしての教養を得るため、様々な分野における最新の知識情報を学習する。 | 15 |
| 合計 | 14 | | 210 |

③各教科目実施後の学生に見る教育結果（アウトカム）調査の実施（調査基準の作成作業）を行う

④専門教育に必要とされる教養教育をコア・カリキュラムの必修科目として取り入れる件について検討する

⑤所属校の理念をふまえながら、時代の要請に応えるコア・カリキュラム科目群の乖離はないか両者関係を検討する

⑥全体構成の見直しを検討する

　各高等教育機関の教育理念は明示され常に発展的に研究されていくのであろうし、コア・カリキュラム科目群はその精神を受けて引き継がれ創られていく。

## (6)「コア・カリキュラム科目群」改訂時に向けての確認作業2

　新潟医療福祉大学では、コア・カリキュラムの設置にあたって全学部学科を対象として行う"合同カリキュラム構成部会"を発足し、その一つに"コア・カリキュラム委員会"を置いた。コア・カリキュラム委員会は各学科からの1名の委員選出をもって構成された。この結果から以下のような課題が挙げられた。

▶"コア・カリキュラム"とする科目群の範疇をどう捉えるかについて、基本線の討議が必要

　全学科から提案が出される"コア・カリキュラム委員会"の場合は、各学科が重要視する専門系の教科目が必ずしもほかの学科にとってのコア・カリキュラムになるとは限らない。このことは、全学科に共通してコア・カリキュラムの教科目となる科目を充分に考慮し選択することが前提条件となる。

▶コア・カリキュラムをIPEで実施するとして最もその意義を果たすと考えられる科目は何かと考えた場合

　例えば看護学科、理学療法学科、作業療法学科、言語聴覚学科、歯科衛生学科の学生にIPEを実施する際、①解剖学、②生理学、③人間と教育、④倫理学、⑤管理運営学という5教科がコア・カリキュラムの候補となる場合を考えてみる。

　この5教科の内、上記の学科が総じてコア・カリキュラムとして受講できる科目は③人間と教育、④倫理学、⑤管理運営学である。①解剖学と②生理学も全学科が受講するが、教科内容の重点の置き方は学科によって異なるため、ここで、どこまでをコア・カリキュラムとして学び、どこからは学科ごとの受講にするのかの線引きが必要になる。ここは相当の連携力が問われるところとなる。各科目を内容別に講義し、選択制にするという方法も考えられる（筆者が在米学生だった頃、生理学は理学療法学科、一部の医学部学生と共学し、解剖学は理学療法学科、作業療法学科の両学科で共学した。別にIPEと称された体制下ではなかったが、1961年のAllied Medical ProfessionがAllied Health

Professionと呼ばれるに至った早期時代であった)。

### (7)「コア・カリキュラム」を取り巻く大学組織機能と教職員

　コア・カリキュラムには全学科の学生が学部や専攻を違えても共通して受け止める大学の教育理念がある。加えて教員、職員は、この主旨をよく理解し、専門教養教育、基礎専門教育、専門専攻教育のどの分野にあっても、また授業以外の場にあっても、学生の大学生活に自校の理念、主旨を伝達する。そうすることで、そうした理念は学生の日々の生活の中にも浸透、反映されていく。教員が専門科目を教えるに際しても、大学の理念から無縁に終わるのではなくしっかりと結びつけられ、その意義が専門性の中にきらめくよう教えられることが非常に大切なこととなる。卒業生はその教えを誇りとも能力（ちから）ともして社会に巣立ち、人々に貢献する。そのためには、ただ教科目がそろい、理念が掲げられているだけではなく、大学あげての関係する組織機能もこの教育方針を支持するシステムになっていることが不可欠となる。各校はこれらの組織機能との連携にも折々の点検が必要になる。

　「理念」「教育システム」、および「教職員の意識、実践力」の歯車が常に回ってこそ自校の精神は学生諸氏に伝承され発揮されていくものとなる。

## 3 ■ 授業の設計は教員生活の醍醐味

　授業計画・シラバスと呼ばれ、学期に備えて早々と提出を迫られるこの作業ぐらい、教員があくせくとかつ生き生きとする時はない。またシラバス作成ほど、教員の力量の問われるものもない。

　故に、授業の到達目標の成果を学生と共に喜び合いたいから、明確でわかりやすくかつ質の高いシラバスの作成に教員は挑戦するのである。

### (1) 連携教育科目、シラバスの意義と役割の認識

　この授業を企画するには特定の方式が要請されているわけではなく選択肢は任されている。ここでは1章で紹介した日本医学教育学会の「一般教育目標（GIO）・行動目標（SBO）」による方式を採用している。

　シラバスにおいて明確にしておくこととして、以下の三つが挙げられる。

　①その教科を学ぶ目的は何ができるようになることなのか

　②そのために何について学ぶのか

　③②で学ぶことは何をどのようにできるようになることなのか

　上記の三つについては学生と教員がこの到達目標をしっかりと共有するところに意義が

ある。学生の学習成果が教員の期待と大幅に外れていても、教員が気づくことなく成績評価を出すことは、往々にしてありうるのではないか。

　学生の習得率の高低は、学生の反応が教えてくれる。

　その授業は何をどのようにできるようになることか。何について、どのようなことに気づくことができたのか。知識と技能そして情意、心で受け止め態度で示せるかが、学生個人に明確になることである。

　学生は、教員から学んでほしいといわれていることが具体的に行動で示せる、心や態度で表せるとなると、一変して生き生きとしだす。きっとこれからの就職先で、人生の狭間で、この学びの体験を活かしていくのではと思える。シラバスは学習者の導き手の役割も果たすのである。自分で自分にエンジンがかけられれば最高ではないか。

　そんなシラバス、そんな授業が醍醐味というものなのだ。学生は埋もれている、あるものを、自分から引き出して自分で動き始める。転んでもいい。立ち上がればまた前に進む。教員は、こういったチャンスのプロバイダーになる。

### (2) 連携教育におけるシラバス作りの特徴

　第1章でふれた情報を基に連携教育の場合の授業計画、授業設計とも呼ばれているシラバス作成を考える（図2-6）。

①シラバス用紙に専門職種の学科名を並べ、授業参加学科（職種）の番号を○で囲む。
②参加学科ごとに、代表の担当教員名が明示される。
③参加学科数が多数にわたる場合には、参加学科の関係教員全員による細部にわたる事前打ち合わせが完了させてあること。
④参加学科ごとの学生連携係も作り、事前・事後の作業にあたる。特に学外授業には相手の施設を含め連携事項、情報周知の徹底を図る。施設の特性に応じた注意事項や職場マナーは、必要に応じてプリントして携帯するよう学生に指導しておく。事故、不祥事の防止に備える。
⑤学内・学外を含め関係者同士必要な会合、シラバス承知の連絡は事前に計画、通達されていること。

### (3) 連携教育科目のシラバス作成の確認事項

▶所属校の推進する連携教育科目の尊重

　この連携教育科目とは主としてコア・カリキュラムおよび連携教育科目に挙げられている教科目が対象となる。これらの各科目のシラバスはもちろん、その科目担当者が作成する。これらの教科目の、大学や専修学校が自校の理念の遂行科目として立てた科目であることを十分に学生に伝える役割は、各学科の学科長をはじめ全教員の使命

科目名「医療・福祉多職種連携論」　　　　　　　　　　　　　　　　○○○年度

| 教科担当教員 | | 評価法 | | | | | 履修上の留意点 |
|---|---|---|---|---|---|---|---|
| 開講学年　前期／後期 | 1　2　3　4　前期／後期 | 1) 自己評価 | ％ | 4) | ％ | | |
| 時間数／単位 | 1　2　3 | 2) 教員評価 | ％ | 5) | ％ | | |
| | | 3) 提出物 | ％ | 6) | ％ | | |

| 教員 | 1 | 2 | 3 | 4 | 5 | 6 | 7 | 8 | 9 | 10 | 11 | 12 | 13 | 14 | 15 | 16 | 17 | 18 | 19 |
|---|---|---|---|---|---|---|---|---|---|---|---|---|---|---|---|---|---|---|---|
| 学科職種 | 医師 | 歯科医師 | 看護師 | 保健師 | 薬剤師 | 放射線技師 | 臨床検査技師 | 理学療法士 | 作業療法士 | 言語聴覚士 | 管理栄養士 | 栄養士 | 歯科衛生士 | 臨床心理士 | 社会福祉士 | 精神保健福祉士 | 義肢装具士 | 介護福祉士 | ケアマネジャー |
| 学生数 | | | | | | | | | | | | | | | | | | | |

| 一般教育目標（GIO） | 対象者のニーズ、QOLの獲得に自分の役割を適切に果たせるようになるために、連携して働く多職種との協力に必要な知識、技術、態度について習得する。 |
|---|---|
| 行動目標（SBO） | 1. これまでの自分の生活の中で「連絡」をとりあった体験を想起し感想を述べる<br>2. 現在の生活の中で「連携」をとる体験を想起し成功、不成功の理由を考える<br>3. クラスの友人の専攻について、法や規定上の特徴、役割について話し合う<br>4. 教員の話す連携の事例、VTRの事例から「連携」の実態を分析する<br>5. 教員の準備した連携の事例について各専門職の役割について説明できる<br>6. 連携を成功に導くもの、阻むものについて考える<br>7. 卒後自分の職場で体験するであろう実践の連携について、クラスで交流し合うことができる |

| 回数 | 授業計画　または学習の主題 | SBO | 講義 | 演習 | グループ活動 | 討論 | 発表 | 見学 | 自己学習 |
|---|---|---|---|---|---|---|---|---|---|
| 1 | 各自、シラバスを通して本教科の目的、授業の流れを把握する | 1 | | | | | | | ○ |
| | 人と交わる、人と連携するという実体験を想起し、事の運びを分析的に記録する | 2 | | | | | | | ○ |
| | 各自の分析記録を基にクラスで話し合う | 3 | | | ○ | | | | |
| 2 | 保健・医療・福祉の概歴から、チームワーク、連携の実践歴を学びその実践を学ぶ | 4 | ○ | | | | | | |
| | 現時点における実践事例（事例、VTR）について連携の実態から、課題抽出を記述する | 5 | | | | | | | ○ |
| 3 | 多職種連携のロールプレイを企画し実践発表する | 5 | | ○ | | | ○ | | |
| 4 | ロールプレイから学んだ事項を知、技、情から確認する | 5 | | ○ | | | ○ | | |
| 5 | 「連携」を成功に導くもの、阻むものは何かグループで話し合う | 6 | | | | ○ | | | ○ |
| 6 | 上記についてクラス全体で話し合う | 7 | | | | ○ | ○ | | |
| 7 | 本教科の収穫、提言を800字以内にまとめ提出する | | | | | | | | ○ |

教科書
参考書
配布資料

図2-6　シラバスサンプル

となる。

▶ **連携教育は科目担当教員全員の連携、担当業務の確認が励行される**

コア・カリキュラムの科目は例外を除き必修科目であるため、各学科ごとにこれを学生に周知徹底する役割がある。また、臨床現場見学や臨床実習経験の入る教科目の場合には、担当教員を定め学生への連絡を学科会議で確認し他学科や施設先への迷惑にならぬよう業務確認が励行される。

教員は、自分の直接担当科目同様、責任感あつく学生への連絡に務め、学生の自覚を充分に促す。

▶ **学内外における連携協力者との合意確認**

学外の施設先と関係する場合には施設先の担当者との連絡、連携事項について一層の配慮怠りなく務める。連絡者系図、名簿を作成しておく。

▶ **参加学生への周知、協力要請の説明**

緊急な学生への周知事項については、当日欠席した学生への連絡方法をも含め、各校の連絡網を活用する。特別な準備事項などを含む。

▶ **成績判定**

連携教育教科目（コア・カリキュラム）の担当教員には、コア・カリキュラム委員会または教務委員会を通して、規定の評価基準が通達され全学科を通して共通であることが例外を除いて原則となる。

これらの一連の承知事項は、各校とも教授会、学科会議を経て了承事項となる。

次の節では、新潟医療福祉大学において連携教育が導入された経緯および、実際に連携教育を実施したゼミの内容を紹介する。

新潟医療福祉大学における連携教育の試みを振り返る時、思い返す光景がある。それは、皆が帰宅し暗くなった校舎の一角で、ただ一人学生による基礎ゼミⅡの研究発表のメモをとる学長の髙橋榮明先生の姿、そして、慣れない"連携教育"に取り組んだ教員、学生諸氏、見事に数々の記録をまとめ上げて下さった事務局の方々の姿も思い出される。そうした大学の目指す路線の先駆けにはいつも池田弘総長の哲学が閃いていた。大学人が目標を一にして共に歩く時、労苦は希望にかき消されていった。その実感は尊い。

（矢谷令子）

# 4 IPEを特徴づける科目として創作された事例

コア・カリキュラムと同様、新潟医療福祉大学で取り組まれた連携教育の一環として、編成した事例を紹介する。

## 1 ■ 新潟医療福祉大学における連携教育採用の経緯

以下、新潟医療福祉大学初代学長の髙橋榮明氏が、大学開学に際して連携教育を取り入れた経緯を語られた文章を引用する。

> 医療と福祉との連携を目指して―新潟医療福祉大学におけるカリキュラム編成とその教育の実践―
> 1　開学時カリキュラム編成
> 　新潟大学退官後、1999～2000年に新潟医療福祉大学の開学準備をした時、是非、医療福祉専門職間連携を考えるような授業科目を設置したいと思った。病院で行われているケース会議ではすでに専門性が確立している専門職が情報交換で連携を行っているが、大学教育ではそのモデルがなかった。保健医療福祉専門職が共通に学ぶコア・カリキュラム（医療福祉基礎科目群と名づけた）と連携教育を目標とした授業科目とをカリキュラムの中に取り込むことを検討した。では、何年次に、どのような授業科目として実現するべきか。すなわち学生が専門職間連携を「当然すべきこと」と考えるように計画した。開学前、本学は理学療法学科、作業療法学科、言語聴覚学科、管理栄養士を育成する健康栄養学科、社会福祉学科の5学科から編成されることが決まり、開学1年前から準備財団に勤務していた各学科からの専門職代表の人達と相談した。
> 　その結果、導入時教育のための授業科目を基礎教養科目群中に設け、1年次前期セメスターに行われるので、「基礎ゼミⅠ」と名づけた。これは教員1名に対して同じ学科の学生7～8名から編成され、高校から大学への円滑な導入を目指してコミュニケーション能力を増すための授業科目とした。連携教育のための全学科の学生が共同作業する「基礎ゼミⅡ」という授業科目を企画して、1年次後期セメスターに入れた。それは、5学科の学生7～8名が1名のアドバイザー教員の下で、一つのテーマを持って

共同作業によりポスターとしてまとめ発表するという2単位30時間の準必修授業科目である。2004年度のテーマとして、例えば、「若者と高齢者の生き甲斐の比較」の調査をしたグループがあった。それ以外に医療福祉チームワーク論（1単位）を選択科目とした。原則として、この授業科目「基礎ゼミⅠ・Ⅱ」は教員全員が担当することを前提として始めた。2001年度はそのように行われたが、2002年度になり教員がだんだんと慣れてくると、忙しいという理由でその実施価値が疑問視され始めた。そして多学科の友人を持つためには、クラブ活動があれば充分であると言うような意見が出された。しかし、講義終了後のアンケート調査から、学生からは圧倒的な支持を得たので2002～2003年度と続けられた。

2　総合ゼミの企画と前倒し実践

　2005年度以降に実施される、新カリキュラムを作るために、2003年度ではその企画が行われた。保健医療福祉専門職が学ぶ連携教育に情熱を燃やす数人の教員のおかげで2004年度には、前倒しに実施となり、4年次学生に「総合ゼミ」が試行となった。これは専門教育が一通り終わった時期に、改めて複数専門職間の連携の知識、態度、スキルを学ぶものである。授業内容について、二つの案が検討された。第一に「模擬患者を各学科の学生が、各分野の視点から評価し、ケース会議を通して、QOLサポーターとして総合的に何ができるかを考えるものとする」、第二に「教員が実際に行っている地域での活動に学生も参加し、それぞれの職種の視点から地域（団体）を支援することを学ぶ」である。2004年度には準備の都合上ケース会議を通して連携を学ぶ方式を選んだ。実施して直面した問題点は、学生が未だケース会議を見学などしておらず、未経験であったことである。各学科2名の学生、各学科から数名の教員が非常に熱心な協働で担当した。四肢麻痺のあるT氏に、非常勤講師として参加をお願いしたところ、ご快諾いただいた。実際に仮定の症例を作り、対応していただけた。2004年度は患者さん一人であったが、これは教員に対しても新しい試みであった。2005年度には両方式を実施する予定である。

3　課題と期待

　このように、保健・医療・福祉分野の専門職を目指す本学5学科の学生が、「専門職間連携」、チームワークの重要性を認識するため、1年次、4年次、そして修士課程のカリキュラム中に、新しい授業科目を編成し、講義と実習を実施した。本年度に健康スポーツ学科、来年度には看護学科が新設され、これらの学科の学生がこのカリキュラムに参加する。この目的のためには、現在、試行中の4年次の「総合ゼミ」の充実が重要であると思う。そして、専門職間連携の重要性の考えをどのように学生に浸透

させ、卒業後に継続させるか、そして、卒業生の成果をどのように評価するかが、今後の課題である。さらに大きな問題は医学部の学生、そして医師との連携がどのようにできるかである。

　将来、本学の卒業生が専門職間連携に理解ある医師と働くことができ、患者さん、対象者のために専門的な能力を最大限に発揮でき、生き生きと活躍することを期待するものである。

　ご意見をいただければ、幸いである。[11]

## 2 ■ 基礎ゼミⅠ・Ⅱ、総合ゼミ

### (1) 基礎ゼミⅠ（図2-7）

　上記で述べられた「基礎ゼミⅠ」についての全14回授業計画表（作業療法学科用）を表2-3に紹介する。

　初年次、本教科を1学年前期に置いたが、各学科で必ずしも1学年前期において専攻する専門職の概要紹介や学習を教えられていたわけではなかったため、開校翌年からは1学年後期に切り替えられた。

### (2) 基礎ゼミⅡ（図2-8）

　基礎ゼミⅡの主旨説明は全学生、全教員が一室に会し念入りに行われた。基礎ゼミⅠの

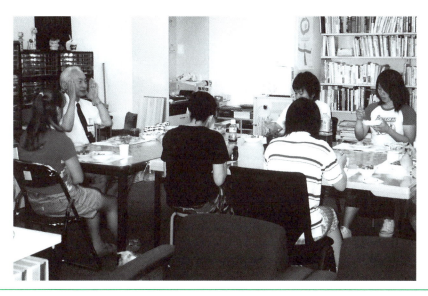

図2-7　基礎ゼミⅠ
食事をはさみ、学長参加の基礎ゼミⅠの様子

表2-3 基礎ゼミI（全14回授業計画表）

| 授業回 | 内容 | 方法と目的 | 授業規模 | 教員役割 | 学生役割 | 教室 |
|---|---|---|---|---|---|---|
| 1 | オリエンテーション（基礎ゼミI、II全体構成について） | 学長講演、または学科別説明ゼミI、IIの全体構成の把握、参加者との交流 | 全学科学生または学科別 | 学科全教員参加 説明者選出 | 傾聴・質疑 把握する | 大教室または40～100人教室 |
| | A：大学生活の導入 | | | | | |
| 2 | 基礎ゼミIシラバスの説明 シラバス内容についての意見交換および確認 | 学習内容の理解と確認 教師・学生共に役割の自覚 | グループごと | 説明と学生の受容の確認 | 学習内容の把握と納得 | 小教室 |
| 3 | 大学教育への抱負 大学生活への希望と質問 | 学生は3～4人ずつのグループになって語り合うことは語りっぱなしで終る | 〃 | 学生は話し合うことができるか把握する | 自分の状況の把握 | 小教室 |
| 4 | 大学生活へのポイント（自分の将来へどのように役立つのか） | 担当教員を囲んで意見交換（グループ全学生） | 〃 | 各グループの学生が自己洞察できているか把握する | 大学生活の意義について考え、価値をみいだす | 小教室 |
| 5 | 大学生活を支える私生活について考える | 学生5人ずつのグループ内で司会者を1名選び、自由に語り合う | 〃 | 各グループに折々参加し話の内容を把握する | 私生活の必要性について認識できること | 小教室 |
| 6 | 2～5回までの授業での修得事項についてレポートを作成する | この時間を使って作成するが、提出は次回の発表後とする | 〃 | 必要に応じて指導する | 文章表現の訓練 | 小教室 |
| 7 | レポートの発表 | 1人5分で学生全員が発表 司会者を決める | 〃 | 場合によっては司会をつとめる | 発表能力の訓練 | 小教室 |
| | B：大学学習内容への導入 | | | | | |
| 8 | 大学4年間におけるカリキュラムおよび教科科目内容の把握 | 全学年を通して学ぶ教科名、内容、履修順位とその理由、臨床教育との関係などについて説明・話し合う | 学科別合同 | わかりやすいていねいな説明に努める | 自分は何を学ぶのか、選択した学科是非の確認 | 40～100人教室 |
| 9 | 専攻した課程についての実際、実践状況についてで学ぶ、話し合い | VTR視聴・または見学 しっかりと書きとめて把握する | グループごと | わかりやすい補足説明を加える | 実践の場面や領域について学ぶ | 見学あり |

| 授業回 | 内容 | 方法と目的 | 授業規模 | 教員役割 | 学生役割 | 教室 |
|---|---|---|---|---|---|---|
| 10 | 大学教育と高校教育との違い（基本姿勢、ノートのとり方、図書館の活用、本のよみ方、国語と文章表現、発表の仕方） | 学習の基本姿勢への気付き実行力の発揮学生同士の討論を主体とする | 〃 | 助言 | 内在力の育成と発揮力の自覚 | 小教室 |
| | | C：社会的存在への導入 | | | | |
| 11 | カレントトピックス（時事問題）を語る（最も関心のある記事について話し合う） | 1人5分で学生全員が発表司会者を決める | グループごと | 必要に応じての説明 | 社会の出来事と自分の存在に主張を発見する | 小教室 |
| 12 | 〃 | 〃 | 〃 | 〃 | 〃（レポート作成の宿題） | 小教室 |
| 13 | レポート発表（他グループのトピックスについての発表を考える） | 社会の出来事、当事者の立場、考え方への理解と自分の意見、主張を通し個人の感性をみがく | 学科別合同 | 参加し共に発表する | 人間社会と環境の関係について理解を深める | 40〜100人教室 |
| | | D：総合交流 | | | | |
| 14 | ゼミⅠの収穫事項について有志の発表 | 他学科や他グループの学習について知る最終レポート仕上げ | 全学科学生教員共通 | 参加（レポート他評価） | 参加発表レポート提出 | 大講堂 |

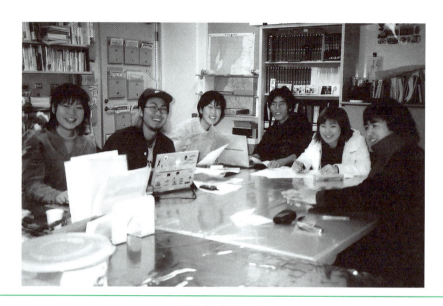

図2-8 基礎ゼミⅡ
5学科の学生が相互に自分以外の学生の専門性について話し合い、テーマを選んで研究発表をしている。

移行を受けて本科目は2学年後期に移行された。「基礎ゼミⅡ」の全14回授業計画表（表2-4）と、実際に「基礎ゼミⅡ」で行われたグループのポスター発表（図2-9）を紹介する。

### （3）総合ゼミ★6

総合ゼミの目的は4年次において多職種間の連携について、実習形態を通して学び、他グループにその説明、気づき、実感を分かちあい卒後の実体験に備えることで、方式としては模擬患者を検査、測定、面接のうえ評価し、ケース会議を行う、あるいはVTRを通して学ぶというもの。

総合ゼミは各学科で行われる「臨床実習」の総仕上げに匹敵する教科にあたり、連携教育の基盤としての重要性を持つ。

IPEの高等教育における総仕上げといえるこの総合ゼミは、最初からスケジュールの作成には試行錯誤が必要な最難関事であると同時に、連携教育の最重要教科と考えられる。

次節では、新潟医療福祉大学の総合ゼミ（現在は「連携総合ゼミ」）の授業を現在も担当されている真柄彰教授にその内容をご執筆いただいた。

（矢谷令子）

---

★6…【日本のIPE学生ネットワーク】（③p199）参照

## 基礎ゼミⅡのまとめ

学生：計 8 名
（理学療法学科、作業療法学科、言語聴覚学科、健康栄養学科、社会福祉学科）
担当教員：1 名

①目的
　半年間、本校で自分の学科などを勉強していくなかで、もう一度自分の学科への理解を深め、そのうえで他学科を理解していく。

②方法
　授業 1 時間半のうち、1 時間を各自で自分の学科について勉強、30 分を全員で勉強した内容を報告し、またメンバー間の質問・意見交換をする。

③結果

| | 自分の職業とは | 主な就職先 |
|---|---|---|
| 理学療法学科 | 障害をもった方の運動能力や身体能力が最大限に回復できるように、運動療法・物理療法・日常生活訓練を中心にアプローチし、援助する。 | 病院・診療所・老人保健施設・養護学校・保健所・スポーツ分野・地域医療・福祉事務所 |
| 作業療法学科 | 作業活動を行う中で、心身の回復を図り、また自分らしく生き生きと活動できるようにアプローチし、援助する。 | 病院・介護老人保健施設・心身障害児療育センター・障害児通園施設・教育、研究施設 |
| 言語聴覚学科 | 音声・言語機能、聴覚に障害のある方についてその機能の維持向上を図るため、言語訓練など、必要な検査および助言、指導などの援助を行う。 | 病院・医療、福祉センター・小学校の言語の教室・事務関係・福祉事務所 |
| 健康栄養学科 | 管理栄養士は疾患別の病態栄養指導、健常者の健康、栄養教育などにより生活習慣病の予防を図る。 | 病院・社会福祉施設・学校・企業 |
| 社会福祉学科 | 身体・精神上の障害や、環境上の理由で日常生活を営むことに支障がある人々の福祉に関する相談に応じ、助言、指導、援助などを行う。 | 児童相談所・特別養護老人ホーム・福祉事務所・婦人相談所・知的障害者更生施設・救護施設・病院 |

　その他、各自の興味に応じ、歴史や給料、各施設での主な対象者・治療法、自分の職業のこれからの課題などを調べた。

・考察
　どの学科も将来の活動範囲は広く、まだまだ知らないことがたくさんある。また、どの職業も人と接する職業なので大学生活の中で、知識や技術を得るのはもちろんのこと、それだけでなく人間性なども磨いていくべきだと思った。他にも、就職先は 5 学科共に共通であるところも多く、就職後も同一職種のみで働くのではなく、他職種と共に協力しながら働くことが多い。また、専門分野はその専門職種が詳しいのでお互いの情報交換が大切であることから、やはりチームワークは大切だと考えた。

（執筆者代表：理学療法科学生）

図 2-9　基礎ゼミⅡのまとめ（ポスター発表）

表2-4 基礎ゼミⅡ（全14回授業計画表）

| 授業回 | 内容 | 方法と目的 | 授業規模 | 教員役割 | 学生役割 | 教室 |
|---|---|---|---|---|---|---|
| 1 | オリエンテーション（1）（基礎ゼミⅡの構成について） | ゼミⅡの構成内容および目的の把握、シラバス確認参加学科学生との交流 | グループごと | 学生同士の交流、友好をはかる | 「方法と目的」と同じ | 小教室 |
| 2 | オリエンテーション（2）ゼミⅠのまとめ話し合い、発表（ふりかえり作業からふりかえり作業へ） | 学生指導型ゼミⅡへの抱負疑問質問を通しての自覚づくり | 〃 | 助言 | まとめ発表自己確認 | 〃 |
| | | A：学科専門性の紹介 | | | | |
| 3 | 理学療法学科の紹介・討議 | 紹介は担当学科学生による自由指導型をとる各学生は①他学科の専門性②対象者・疾患・障害への対応法の特徴③対象者個人と家族個人への理解④他学科学生の抱負⑤担当教員の抱負などについて傾聴し自分の立場について考え、自分の気持ちに出逢う | グループごと | 助言 | 他学科の専門性の把握と協力ポイントの把握 | 〃 |
| 4 | 作業療法学科の紹介・討議 | 〃 | 〃 | 〃 | 〃 | 〃 |
| 5 | 言語聴覚学科の紹介・討議 | 〃 | 〃 | 〃 | 〃 | 〃 |
| 6 | 健康栄養学科の紹介・討議 | 〃 | 〃 | 〃 | 〃 | 〃 |
| 7 | 社会福祉学科の紹介・討議 | 〃 | 〃 | 〃 | 感想文作成（宿題）提出 | 〃 |
| 8 | リハビリテーションチームワークとチームロールプレイ及び討議 | 学生指導型前回までの授業を活かし事例場面を選ぶ | 〃 | 前もって分担準備について打合せする | 参加発言能力を養う | 〃 |
| | | B：先輩、先生こんにちは（パネルディスカッション） | | | | |
| 9 | 学部長のA先生と語る | 学生の代表者が2組6組のグループの代表としてパネラーと語る。フロアからも意見を募る | 全学科学生教員共通 | あらかじめ担当教員複数により作業を進めておく | 参加発言能力を養う教員と協力する | 大講堂 |

| 授業回 | 内容 | 方法と目的 | 授業規模 | 教員役割 | 学生役割 | 教室 |
|---|---|---|---|---|---|---|
| 10 | 学部長のB先生と語る | 〃 | 〃 | 〃 | 〃 | 〃 |
| 11 | 学長先生と語る | 〃 | 〃 | 〃 | 〃 | 〃 |
| 12 | 理事長、事務職員と語る | 〃 | 〃 | 〃 | 〃 | 〃 |
| 13 | 招待講師と語る | 学外から招聘する | 〃 | 〃 | 〃 | 〃 |
| 14 | 学科別交流 | ゼミⅠ・Ⅱに参加しての感想・抱負について語りあう | 学科別 | 学生個人の受けとめ方に留意（レポート＋他評価） | "自己発見の確認" レポート提出 | 40～100人教室 |

## 3 ■ 新潟医療福祉大学の連携総合ゼミ

　私が新潟医療福祉大学でIPEを始めたのは、県内の病院と地域で25年間地域リハビリテーションを行ってきたことが原点になっている。日本はいまや世界規模でみると少子化により「地球の老人ホーム」になったかのようである。日本の多職種連携・協働（IPCもしくはIPW）にも国際的観点を加えなければならなくなった。このように日本のIPEは国内にとどまらず世界のIPE・IPC（IPW）を目指す必要がある。新潟医療福祉大学では国際的なIPEを目指して進展してきた。各種専門職によるチーム医療ができないと利用者・家族のQOLが低下する。訪問した英国の大学では、付属病院の病棟で多民族による多職種の学生が共同で臨床実習を行っていた。そのIPEのデータで大学院生が博士論文研究を行っていた。多職種の学生が一緒に病棟実習を行えば、患者さんに対する他職種学生の意見が聞け、お互いに多面的な見方を学べる。日本でもそのような実習ができることを願う。私の病院に米国人が脳卒中で入院し、各スタッフが対処に困ったことがあったが、そうした問題に対応するためにも学生時代からの連携教育が役に立つと考えられる。

　当学に医学部はないが医療・福祉関連スタッフ養成の12学科がある。新潟薬科大学など他大学との協力関係もあり、IPEの基礎ができており、国内の他大学より一歩リードしている。当学開学時に矢谷令子先生の指導により全学2年次後期水曜3限を「連携基礎ゼミ」にしたことを継続しているのが効果的である。今年もフィリピンの2大学、台湾の大学の学生、教員も参加した。医師、看護師、薬剤師、理学療法士、作業療法士、言語聴覚士、社会福祉士（以下、ソーシャルワーカー）、管理栄養士、義肢装具士、そのほかの職種を目指す学生が将来勤務する現場ではチームアプローチが効果的である。患者さんの社会復帰においてもセラピストたちが目標を統一すれば、重度な障害が残ってもまた前のように幸せな社会生活ができる。家族を含めた地域社会においても連携が重要であるという認識が必要である。当大学の全学科の学生は4年間をかけて段階的にリハビリテーションにおける連携の重要性の認識を深め、4年次に「連携総合ゼミ」によりIPEの仕上げをする。当学を中心に開発し、ネットから利用できるIPE用仮想事例データベースも有用である。IT化も進み複数の学生が同時にパワーポイントの編集を離れた場所からでも行えるシステムが威力を発揮している。学生の各専門からみて患者さんが無事に社会復帰して生き甲斐をもって生活できるように考え、解決すべき問題点を挙げ、重度な障害を抱えても社会人としての役割を果たせる計画をたて、完成した解決プランを全員の前で発表する。

　連携総合ゼミの進行は、まず1か月前に6～7名からなるグループごとに初回の顔合わせを行う。グーグルスライドやLINEなども併用して自己紹介や職種紹介、事前の事例検討を行う。ゼミは事例の学習・検討、目標設定・計画立案を行う。発表に向けて資料の作成や発表討論練習を行い、最終日に成果を発表する。発表会の後は全員でリフレクションを

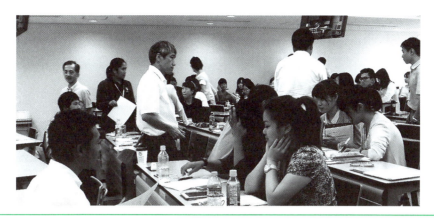

図2-10　連携総合ゼミ発表会の様子

行い、この体験を改めて自分自身のものにする。9月の1週間を使って集中講義の形式で開催した。導入として地域連携活動を実践している新潟大学の医師による講義を受けた。参加外国人のために英語版スライドも作成し、同時通訳も行った。午後からの実質4日間はゼミ室に分散してファシリテーター教員とグループワークを行う。事例としては「重度四肢麻痺者の家庭復帰」、「高齢者糖尿病合併症の支援策」など15の各種事例を使った。途中国際交流委員会と合同で外国学生との交流会を行う。同窓会の協力により卒業生5名も友情参加してファシリテートに加わった。他大学の学生や教員の見学も多い。最終日「連携総合ゼミ発表会」を行う（図2-10）。ゼミ開始、終了時に学生に授業効果の確認のための調査を行い、別に授業アンケートを行った。2015年度の履修学生数は79名（新潟医療福祉大学55名、新潟薬科大学4名、日本歯科大学4名、新潟リハビリテーション大学8名、フィリピン・アンヘレス大学2名、セントトーマス大学6名）、教職員数は64名であった。他大学の学生には学長より修了証書を授与した。

　新潟医療福祉大学は国際的なIPEを目指す。このため、フィリピン人の母子家庭が日本で生活する仮想事例を作った。フィリピン、台湾の学生教員のチームを加えている。日本人の国際的孤立的性格の改善も目指し、将来外国人介護士の臨床現場チームへの参加を予想してIPEもこれに対応することを目指している。

（真柄　彰）

## 4 ■ ゼミ方式で行われたIPE事例からの学び

　これらの一連のゼミは、まず基礎ゼミⅠで自分の専攻する専門職について学び、次に基礎ゼミⅡで学内（あるいは学科内）における他職種の専門性について学生同士が理解し合い、最終的には臨床の場で多職種の専門家同士が一人の対象者の方に対してどのように連

表2-5　在学時基礎ゼミから卒後までを検証する

| | 基礎ゼミⅠ | 基礎ゼミⅡ | 総合ゼミ |
|---|---|---|---|
| ゼミの目的<br>（記入時期：各ゼミ終了時） | | | |
| ゼミの内容で自分に役立ったこと<br>（記入時期：各ゼミ終了時） | | | |
| ゼミの内容でこれからに生かせると思うこと<br>（記入時期：卒業時） | | | |
| ゼミはどのように役立ったか<br>（記入時期：基礎ゼミⅠ・Ⅱ；卒後2年次・総合ゼミ；卒後5年次） | | | |
| 在学中に学べると良かった点について<br>（記入時期：基礎ゼミⅠ・Ⅱ；卒後2年次・総合ゼミ；卒後5年次） | | | |
| 自分で工夫した提言について（総合ゼミのみ）<br>（記入時期：卒後5年次） | ✕ | ✕ | |

携し合っていくのかについて総合ゼミ（現在は連携総合ゼミ）で学ぶという、連携教育の企画である。だが、総合ゼミは実際にはなかなか課題が多い。まずは何回も学内の多学科同士の理解と協力の歩調がそろうための打ち合わせが必要となる。教員の努力は繰り返し要求され負担になるが、学生のアンケートの反応はこの努力に応えるものである。多学科同士の交流、相互の理解は学生にとって新鮮で、仲間の世界が広がるものだという。

しかし教員のアンケート結果には負の感情が書かれたものが多く、特に基礎ゼミⅡのプログラム構成については提案が多く出された初めての試みとなった。年ごとに練られていく努力が必要となり、目的遂行への努力は忍耐強く築きあげられていかねばならない。最も大切なのは教員一同が教科の目的を明確に把握し建設的に協力し合えることである。

何としても卒業前にある程度の実践力につながる教育が必要である。しかしさらに大切なことは、この連携教育の真価は、卒後に卒業生から、自分たちの受けた教育が実際の実践の現場でいかに役立ち、対象者の方の役に立てたかという報告を得られるかによるということである。さらに卒業生の報告に加え、対象者の方々からの生の声をいただけてこそ、教育の真の成果を知ることができる。いわゆるIPEの教育効果判定である。そのためには、入学時の基礎ゼミⅠの時点で、所属校の理念や教育の目的は卒後の実践のためにあるという学生諸氏の自覚を育てることこそが重要となる。

在学時基礎ゼミから卒後時を検証するための材料として、表2-5を紹介しておく。

（矢谷令子）

# IPEの評価と教育効果の判定

## 1 ■ はじめに

IPEの歴史は未だに浅く、教育評価に関する研究も同様である。しかし、国内外においてIPEへの期待と圧力は高まりつつあり、肯定的な成果を報告する研究も徐々に発表されている。本稿ではIPEの評価について基本的な概念を確認するとともに、実際の課題について展望する。

## 2 ■ 評価の概観

ReevesとBarrは、IPEの評価を高い質で実施するには表2-6のように評価の企画、評価の実施、および結果の公表という三つの段階に分けて考えるとよいと提案している[12]。この提案に沿って評価の進め方について簡単に解説する。

表2-6 評価の主な段階と課題

| 段階 | 課題 |
| --- | --- |
| 1：評価の企画 | ①疑問の形成<br>②評価手法に関する合意<br>③評価の枠組みの利用<br>④評価の専門性の査定<br>⑤文献レビュー |
| 2：評価の実施 | ①方法論とデザインの確定<br>②倫理的手続きの確認<br>③データへのアクセス<br>④実際のデータ収集に関する配慮<br>⑤評価ツールの利用<br>⑥時間や資金の確保 |
| 3：結果の公表 | ①報告の作成<br>②発表と出版 |

## (1) 評価の企画

　評価の企画段階では、対象と方法を決めなければならない。この過程はできるだけIPEカリキュラムの実施前に時間をかけて検討しておくと、後で余計な時間をとられずに済む。

　①評価の疑問はIPEの内容と関連する具体的なものである必要がある（例：IPEに対する学生の反応は学習前後で変化したか？　学生の知識や技能は学習後、半年経過しても定着しているか？　など）。

　②評価の手法に関しては表2-7のようにいくつかの関連する基準があり、目的によって使い分ける必要がある。AとB、CとD、EとFはそれぞれ対をなす概念であり、組み合わせて使用することができる（例：3年後期の「医療福祉連携学演習」の履修学生が最終的に習得した連携技能について担当教員が調査する～B、D、Eの組み合わせ）。ただし、これらの組み合わせは互いに排他的なものではないので、両方を含む評価の実施は可能である（例：授業中の学生自身のリフレクション［A］と最終報告書の成績評価［B］を実施する）。

　③英国の連携教育推進センター（CAIPE：Center for the Advancement of Interprofessional Education）は、教授と学習に関するBiggsの3Pモデルを評価の枠組みとして推奨している[13]。3つのPとは、Presage（IPEの計画や実施に影響を与える前提因子：政治状況、運営面からの支援、担当教員の熟練度、学生の志向性など）、Process（IPEの実際の運営に関わる過程因子：意思決定、専門職間の相互作用、教授と学習の方法、学生の関わり方など）、およびProduct（成果因子：表2-8に示すような各段階の成果に関する内容）を意味している[14]。成果因子はIPEを実践する施設のカリキュラム構成と密接に関連しているので、利用する評価ツールの選択にも大きな影響を与えることになる。3Pモデルの構造について、Barrらは図2-11のような関係性を示唆している[15]。

　④IPEを評価する経験の有無が評価の実施に影響を与えることが考えられるため、関係者がどの程度IPEの評価に関する専門性を有しているかチェックし、必要に応じて専門家や経験者の助言を仰ぐ方がよい。⑤文献レビューについては省略する。

表2-7　評価の手法と内容

| 評価方法 | 内容 |
| --- | --- |
| A：形成的 | プログラムの発展・強化のためにIPEの初期効果を理解する |
| B：総括的 | IPEの最終的な効果を理解する |
| C：過程中心 | 学習／教授課程の調査に焦点を当てる |
| D：成果中心 | さまざまな効果の吟味に焦点を当てる |
| E：内部評価 | 内部の人間（教員やファシリテーター）が実施する |
| F：外部評価 | 外部の人間（連携教育活動の外側の人間）が評価する |

表2-8 IPEの成果

| 水準 | 項目 | 内容 |
|---|---|---|
| 1 | 反応 | 学習者による体験のとらえ方や感想など |
| 2a | 態度・認識の修正 | 他職種に対する理解や態度、及びチームアプローチに関する意識の変容 |
| 2b | 知識・技能の習得 | 専門職の連携・協働に関する知識や技能 |
| 3 | 行動の変容 | 連携の実践に関する学習者の行動の変化 |
| 4a | 組織的変化 | 連携・協働を実践する組織の考え方の変容 |
| 4b | 対象者の利益 | 患者・対象者・家族・地域社会の保健・福祉の改善 |

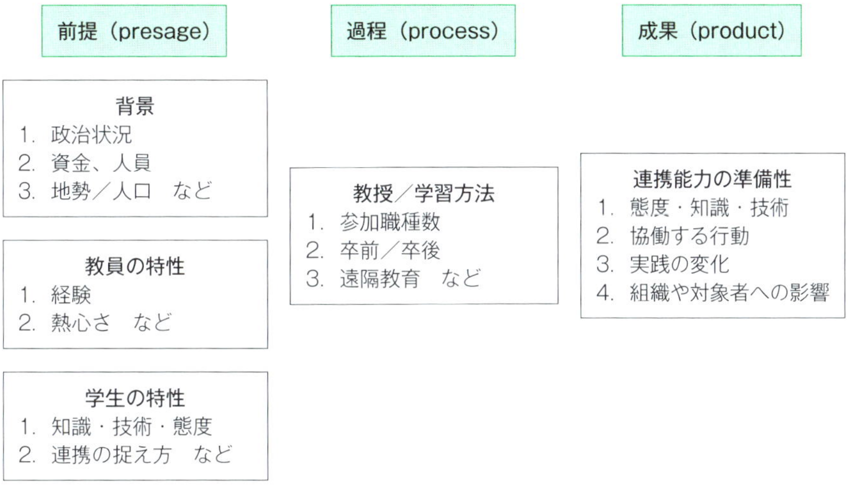

**前提（presage）**

背景
1. 政治状況
2. 資金、人員
3. 地勢／人口　など

教員の特性
1. 経験
2. 熱心さ　など

学生の特性
1. 知識・技術・態度
2. 連携の捉え方　など

**過程（process）**

教授／学習方法
1. 参加職種数
2. 卒前／卒後
3. 遠隔教育　など

**成果（product）**

連携能力の準備性
1. 態度・知識・技術
2. 協働する行動
3. 実践の変化
4. 組織や対象者への影響

図2-11　3Pモデルの構造

## （2）評価の実施

①評価の研究方法論については代表的なものの主な長所と短所を表2-9に示す[12]。

②倫理的手続き、③データへのアクセス、④データ収集時の配慮については、一般的な研究の実施と特に変わる点はないので説明を省略する。

⑤評価ツールの利用：IPEは歴史的にまだ新しい分野であるため、表2-8に示した成果の領域に関して正確に測定できるツールの開発が間に合わない部分がある。しかし、IPEの先進国（英国やカナダ、北欧諸国）では評価ツールに関する研究報告が相次ぎ、妥当性、信頼性が中程度〜高度なツールが開発されている。言語の問題を解決することができれば、妥当性、信頼性のある評価ツールの利用は推奨できる。

⑥時間の確保は困難な問題であることは間違いないが、何らかの方法で評価計画の立案や実施に携わる時間を捻出しなければならない。いくつかの施設では連携教育開発推進セ

表2-9 評価の研究方法：主な長所と短所

| 方法 | 主な長所 | 主な短所 |
|---|---|---|
| A：コース終了時のみ | ①安価<br>②短時間<br>③回収率が高い | ①弱い（比較基準なし）<br>②長期的効果が測定不可 |
| B：前後比較 | ①Aより健全（比較基準あり）<br>②対になるデータの存在<br>③回収率が高い | ①交絡因子を排除できない<br>②欠落データがあると信頼性低下<br>③長期的効果が測定不可 |
| C：統制群のある前後比較（CBA） | ①A、Bより健全 | ①適切な統制群の設定が困難<br>②欠落データがあると信頼性低下<br>③費用が増加<br>④長期的効果が測定不可 |
| D：ランダム化前後比較（RCT） | ①A、B、Cより健全（交絡やバイアスが最小） | ①倫理上の問題を伴う<br>②費用が増加<br>③長期的効果が測定不可 |
| E：縦断的研究 | ①A〜Dの短所をカバー可能<br>②卒後の長期的影響を測定可 | ①データ収集の困難性<br>②被験者側の負担増大<br>③費用が増大 |
| F：複数方法の利用 | ①総合的な所見が得られる | ①費用、時間、作業量が増加<br>②専門家が必要 |
| G：アクション・リサーチ | ①評価者と参加者が協働する<br>②具体的な問題解決の方向に導く | ①評価者に役割が集中する<br>②初心者には実施困難 |

ンターのような組織の中に評価に関する部門を設置し、研究や統計に関する専門家を兼任で配置している例も見られる。資金については、内部資金だけでなく外部資金（例：文部科学省の「大学教育の充実：Good Practice」に関連する補助金）を獲得し、IPE評価に関する専門家の招聘やコンサルテーションにかかる費用、IPE先進国への視察・研修旅費などに充当することも可能である。

### (3) 結果の発表

　IPEの歴史は未だに浅いため、その成果について積極的に公表していかなければ単なる技法や流行として軽視されてしまうおそれが強い。IPEと関連する学会やその機関誌で発表・投稿するだけではなく、各自が所属する専門職種の学会や機関誌においても積極的に発表し、IPEについて啓発する活動の一環として位置づけることが望ましい。また、国際的な学会（ATBH：All Together Better Health）での発表や国際的ジャーナル（Medical EducationやJournal of Interprofessional Careなど）への投稿によって成果を世界的に発信していけば、国際的なコミュニケーションが可能になり、IPEの発展にとって極めて有意義である。

## 3 ■ 評価の実際に関する課題

### (1) どんな領域を成果として測定すればよいか？
　表2-8で示したように、IPEにはいくつかの到達段階があり、その目標や内容に応じて評価項目を選択する必要がある。例えば、導入段階の科目では主に学生の反応や態度の変化を評価するべきであろう。また、最終学年における学外連携実習（埼玉県立大学が実施しているIP演習など）では、ほかの専門職を専攻する学生に対する態度や認識の変化だけでなく、連携・協働に関する知識・技能の習得、さらには連携に関する行動の変容も評価する必要がある。

### (2) 評価のデザインはどのようにすればよいか？
　表2-9で示したように、評価研究の方法論にはさまざまなものがあり、研究のパワー（妥当性や信頼性の度合い）も弱いものから強いものまでさまざまである。専門職種の養成校では専門専攻科目の占める割合が多いために、IPE科目も必修として組み込まれることがある。しかし、この場合は学生全員がIPE科目を履修するためにランダム化比較試験（RCT：Randomized Controlled Trial）やCBAのデザインが採用しにくくなる。逆にIPE科目を選択とした場合は、履修者と非履修者を成績（GPAなど）でマッチさせて統制群を作り、CBAのデザインを利用することができる。

　さらに困難なのはIPEの成果を縦断的に測定することである。卒業生は転勤・離職することがあるため、長期間フォローすることは困難でデータの欠損が生じやすい。またアンケートを送付・回収するための費用も必要となる。ただし、最近ではスマートフォンで利用可能なインターネット経由のアンケートが普及しつつあるので、メールを活用したアンケートによって新しい可能性を追求することができる。

### (3) 信頼性・妥当性の高い評価ツールにはどんなものがあるか？
　CAIPEやカナダ連携推進会議（CIHC：Canadian Interprofessional Health Collaborative）では、これまでに報告されてきたIPEの成果に関する研究をレビューし、利用される頻度の高い評価ツールについて報告しているので、主なものを以下に紹介する[16,17]。

①IEPS（Interdisciplinary Education Perception Scale）：学習者の態度の変化を学習前後で比較する、4領域（自分の専門性に関する自信、多職種連携の受け止め方、実際の協力の受け止め方、および他職種と協働することの価値）18項目からなる質問紙。

②RIPLS（Readiness for Interprofessional Learning Scale）：連携学習に対する学生の態度を3つの領域（チームワークと連携、専門職としての自己同一性、および役割と責任）に関して19項目で評価しようとする質問紙。日本版は田村ら[18]の研究で原版と高い相関の

あることが認められている。
③IAQ（The Interprofessional Attitudes Questionnaire）：医学部生、看護学部生、社会福祉学部生の比較のために考案された、他職種に対する態度の変化を履修前後の比較から求めようとする評価。自分の専攻する専門職の認識、ほかの専門職、および自分が専門職として周囲の参加者からどのように見られていると思うか、を測定する。
④ATHT（Attitudes Towards Healthcare Teams）：チームの価値、効率、役割などに関する15項目からなる評価尺度。牧野ら[19]が日本版による学生の態度の変化を検討している。また山本ら[20]も日本語版の信頼性と妥当性に関する研究を発表している。

このほかにも独自に開発された評価ツールが発表されているが、既存の評価ツールとの比較研究はほとんど公表されていない。

## 4　IPEの短期的効果の評価事例

筆者の勤務する新潟医療福祉大学では、「連携総合ゼミ」という選択科目を全学科の4年次生を対象として前期末に集中講義形式で開講している（15時間、1単位）。これは本学におけるIPEの総仕上げと位置づけられており、履修者をその希望に応じて十数例の事例（いわゆるPaper Patient、サーバー上に構築された模擬事例、実際の対象者などを含む）に配置し、複数学科の学生が各々の専門性に基づいて事例を評価して意見を出し合い、最終的には対象者のニーズに基づいてベストな支援策を立案して発表する。本科目は大学の連携教育推進センターが中心となり、教員30〜40名だけでなく事務方の協力も得て企画・運営されている。また、2007年度の開講当初から、本学独自の質問紙によって履修前後の学生のIPEに関する受け止め方や認識の短期的変化を探っており、それらを事例として提供する。

### (1) 対象と方法

対象者は2015年度の本科目受講生71名で、オリエンテーション時に書面で本調査の被験者となることの同意を取り付けている。方法は、以下に示す質問が書かれた質問紙を履修前（開講約1か月前に実施するオリエンテーション時）と履修後（事例発表会直後）に記入してもらい、その結果を対応のあるデータとしてウィルコクソンの順位和検定によって比較分析した。アンケート内容は連携教育推進センター運営委員会で採択・承認されており、2011年度以降少しずつ内容を改訂しながら使用されている。

### (2) 連携総合ゼミ開始前・終了直後のアンケート内容
▶質問1
あなたは自分が専門職としてどんな仕事をするか、他学科の学生にどの程度説明でき

ると思いますか？（回答基準：「1点＝全くできない」〜「5点＝十分にできる」）

▶質問2

あなたは同じグループに属する他学科の学生の仕事の内容や働く場所などを平均してどのくらい理解していると思いますか？（回答基準：「1点＝全くできていない」〜「5点＝十分にできている」）

▶質問3

あなたの選択したテーマについての知識・理解度はどの程度ですか？（回答基準：「1点＝全く理解していない」〜「5点＝十分に理解している」）

▶質問4

将来ほかの専門職と協力して働く可能性はどのくらいと思いますか？（回答基準：「1点＝全くない」〜「5点＝ほとんど毎日ある」として予想）

▶質問5

連携総合ゼミに関する次の①〜⑩の意見に対し、あなたの考えに当てはまる点数（「1点＝全く賛成しない」〜「5点＝強く賛成する」）を塗りつぶして下さい。

①対象者にチームで関わることでケアの質が向上する。
②総合ゼミで学べば対象者のニーズにより的確に応えることができるようになる。
③ほかの専門職の仕事を理解しなくても質の高いケアは提供できる。
④チームで協力して関わることは対象者の利益になる。
⑤他職種の仕事を知ることで、問題解決能力が高まる。
⑥連携について学ばなくても専門性を高めればチームワーク能力は自然に身につく。
⑦参加することで異なる専門職間のコミュニケーション技術を高められる。
⑧チームワーク技術を学ぶことで、卒後の仕事上の対人関係を良くすることができる。
⑨お互いを信頼し、尊敬しあう態度が身につく。
⑩単一職では考えつかない支援策を提案することができる。

上記のアンケート結果を表2-10に示す。質問4、質問5の①、③、⑥の4項目を除き、10項目で履修前後の変化に統計的有意差が見られ、履修後の方が質問内容に対する肯定的態度の増加が見られた。そのうち6項目は有意水準1%未満であり、大きな変化を示していた。

### (3) 考察

▶質問1、2：専門職としての自己同一性とほかの専門職の理解

本科目履修後に見られた上記2項目に関する認識の深化は、他学科の学生との積極的な関わりやケアプランの立案をめぐる討論の産物であると思われる。受け身型の講義

表 2-10　履修前後のIPEに関する捉え方の変化

| | 履修前/後 | 1点 | 2点 | 3点 | 4点 | 5点 | 有意差 |
|---|---|---|---|---|---|---|---|
| 問1 | 前 | 1 | 9 | 20 | 24 | 7 | p = .045 |
| | 後 | 1 | 5 | 15 | 36 | 11 | |
| 問2 | 前 | 6 | 23 | 23 | 7 | 2 | p < .01 |
| | 後 | 0 | 6 | 32 | 28 | 2 | |
| 問3 | 前 | 3 | 16 | 32 | 9 | 1 | p < .01 |
| | 後 | 0 | 1 | 15 | 38 | 14 | |
| 問4 | 前 | 0 | 3 | 6 | 18 | 34 | p = .063＊ |
| | 後 | 0 | 2 | 7 | 9 | 50 | |
| 問5-① | 前 | 0 | 0 | 1 | 12 | 48 | p = .082＊ |
| | 後 | 0 | 0 | 0 | 7 | 61 | |
| 問5-② | 前 | 1 | 0 | 8 | 27 | 25 | p < .01 |
| | 後 | 0 | 0 | 2 | 20 | 46 | |
| 問5-③ | 前 | 37 | 19 | 4 | 1 | 0 | p = .55＊ |
| | 後 | 43 | 9 | 2 | 2 | 12 | |
| 問5-④ | 前 | 0 | 1 | 4 | 21 | 35 | p < .01 |
| | 後 | 0 | 0 | 1 | 12 | 55 | |
| 問5-⑤ | 前 | 0 | 0 | 2 | 19 | 40 | p = .03 |
| | 後 | 1 | 0 | 0 | 11 | 56 | |
| 問5-⑥ | 前 | 23 | 21 | 11 | 6 | 0 | p = .74＊ |
| | 後 | 34 | 13 | 8 | 3 | 10 | |
| 問5-⑦ | 前 | 0 | 1 | 5 | 23 | 32 | p < .01 |
| | 後 | 0 | 0 | 1 | 14 | 49 | |
| 問5-⑧ | 前 | 0 | 1 | 9 | 23 | 28 | p < .01 |
| | 後 | 0 | 0 | 1 | 15 | 48 | |
| 問5-⑨ | 前 | 0 | 0 | 5 | 22 | 34 | p = .042 |
| | 後 | 0 | 0 | 1 | 17 | 46 | |
| 問5-⑩ | 前 | 0 | 1 | 2 | 16 | 41 | p = .048 |
| | 後 | 0 | 0 | 0 | 11 | 53 | |

＊…統計的有意差なし

とは異なり、自ら探索して発表した内容は知識としての定着度が高いことは知られているが、卒後の現場でもこの体験が活用されたか否かは今後の研究によって明確化する必要がある。

▶質問3：選択したテーマの理解
多職種学生との協働の中で探索した知識は支援策の中に有機的に位置づけられ、講義では得られない現実感を履修者に与えたと思われる。

▶質問4：卒後のIPC（IPW）の予想
履修前からすでにIPC（IPW）への期待が高まっていたために履修後の回答との間に統計的有意差が見られなかったものと思われる。

▶質問5：IPE/IPC（IPW）に関する認識の変化
履修前後の有意差の見られなかった質問5-③と5-⑥はネガティブ項目であり、質問5-①の内容と同様、本科目を選択した履修生にとっては履修前から「わかりきったこと」だったと推測される。ただし、両者共に5点をつけた学生数が履修後に増加している原因については、単純にマークシート採点時のエラー（5点と1点の取り違え）か、科目履修中に連携・協働を否定するようなイベントがあったのか、定かではない。

## 5 まとめ

　IPEの成果を評価するためには解決しなければならない課題は多いが、関係者が協力して知恵を出し合い、保健・医療・福祉領域の教育と現場の実践にとってIPEが不可欠であることを証明できるように地道な積み重ねが求められている[★7]。

（永井洋一）

---

★7…【IPEのエビデンス】（①p59）参照

# 6 IPEの推進とFD活動

　ここでは、IPE推進に確実な手段としてFD（Faculty Development）を有効活用することを中心に考えていく。

## 1 ■ FDプログラムとは

FDの意味、目的、活動内容について有本は以下のように述べている。

　　FDは大学組織体と大学教授職の両側面から形成される制度である以上、規範（理念、目的）を持ち、社会的機能や構造を備えている。したがって、その定義を施せば、FD（あるいはSD＝Faculty development/staff developmentの翻訳概念）は知識＝専門分野を素材に成り立つ学問の府としての大学制度の理念・目的・役割を実現するために必要な「教授団の資質改善」または「教授団の資質開発」を意味する、と考えられる。[21]

　また、絹川による文献では以下のように述べられている。

　　一般にFDとは、「大学における教員の諸活動を真に意味あるものにするための組織体的支援活動を総括する概念」である。したがって、FDとは、「個々の大学教員が所属大学における種々の義務（教育、研究、管理、社会奉仕など）を達成するために必要な専門的能力を維持し、改善するためのあらゆる方策や活動（B.C.Mathis）」である。
　　FDには次のような活動がある（関正夫、原一雄、絹川正吉）。
　　①大学の理念・目標を紹介するワークショップ
　　②ベテラン教員による新任教員の指導
　　③教員の教育技法（学習理論、授業法、討論法、学業評価法、教育機器利用法、メディア・リテラシー習熟度）を改善するための支援プログラム
　　④カリキュラム改善プロジェクトへの助成
　　⑤教育制度の理解（学校教育法、大学設置基準、学制、学習規則、単位制度、学習指導制度）

⑥アセスメント（学制による授業評価、同僚教員による教授法評価、教員の諸活動の定期的評価）
⑦教育優秀教員の表彰
⑧教員の研究支援
⑨大学の管理運営と教授会権限の関係についての理解
⑩研究と教育の調和を図る学内組織の構築の研究
⑪大学教員の倫理規定と社会的責任の周知
⑫自己点検・評価活動とその利用

いうまでもなく、大学における本来の営みは、知的創造活動である。大学における教授法はそこに中心を置かなければならない。大学教員が教育において創造の主体になるためには、研究における創造の主体であることが前提である。したがって、「教育者としての創造の主体的活動と学者としての創造の主体的活動の接点（扇谷尚）」としての教授法の開発に、FD活動の目標を定めなければならない。その意味でFD活動は極めて創造的な活動である。

FD活動は大学教員個人の能力開発が核になるが、それを個人の営みに限定することは誤りである。教員の授業活動の評価は、教員の個人の技術と資質の評価を超えて、大学の営みの全体性の視点から評価を受けなければならない。[22]

## 2 ■ IPEの推進をFD活動に活かす利点

### (1) FDの真意は教員に周知されているか

IPEを遂行するカリキュラムを整備し、そのコア・カリキュラムに連携教育の特殊性を創意工夫しても、教員各位が十分にその意図する目的に賛同しきれないまま進めば、組織的な推進力は低下する。FDの組織的発展や、その困難性についての原因を個人の意識と組織としての問題に分けて調査し、提言がなされている（図2-12）[23]。2000年発表の文献のためその後の変化もあろうが、共通して気づき、学ぶ点は現時点にあっても大いにある。

教員は担当の授業以外に組織運営のための業務、役割が多くあることを十分に認識する時、担当授業と同様にFDを通して学ぶことの重要性を受容し、FDに関心を持てるようになる。教員がFDプログラムにより自己覚醒すれば、FDによって変化した自分自身が授業の質を高めることができる。その生き生きとした学びを受けた卒業生の向こうには、そのサービスを待ちわびる国民がおられる。

FDは自己啓発、自己開発であるからこそ、連携教育の推進を所属校のFD組織で活かしていく。自校の開催するFDプログラムに全教職員が時と場、そして課題を共有して学びあう機会ほど貴重な時はない。まさにFDは教職員にとっての"黄金のチャンス"なので

```
┌─────────────────────────────┐  ┌─────────────────────────────────┐
│      教員の意識              │  │      組織としての問題            │
│ ①研究中心で、研究者の視点以外の│  │ ①大学全体としての教育目標の統一がとれて│
│ 話をする必要を感じないという立場│  │ いない　②採用・昇任などにあたっての教員│
│ に固執　②情況変化をみないでやる│  │ 評価が研究業績中心である　③各学部とも組│
│ 気の無い学生は放置しておく態度 │  │ 織としての教育面での取り組みが必ずしも十│
│ ③教育内容に他からの干渉を排する│  │ 分ではない。例えば、学科の独自性が強く学科│
│ という態度　④専門教育には熱意を│  │ 間あるいは異なる専門間での共通的な取り組│
│ 示すが、それ以外の教育には関心が│  │ みができていない　④全学出動態勢を保障す│
│ 薄い　⑤講義は大講義室での一方通│  │ る全教員登録は行われたが、教科別専門家集団│
│ 行が当たり前　⑥ノルマ・ボランテ│  │ が必ずしも有機的に活動していない　⑤教育│
│ ィア意識　などが挙げられよう。 │  │ 面での点検表化の内容が表面的な作文が主で│
│                             │  │ あって、結果がFDと結びついていない　⑥推│
│                             │  │ 進させる組織（母体）が極めて弱体である │
│                             │  │ 等々である。                        │
└─────────────────────────────┘  └─────────────────────────────────┘
                              │
                              ▼
┌───────────────────────────────────────────────────────────┐
│                     今後の取り組み                          │
│   FDの輪を広げ、組織的にどう取り組むかの課題に特効薬は無いので、│
│ 個人意識の変革を図りながらすすめていく以外ないが、実行中のことも │
│ 含め、計画を挙げてみる。                                     │
│ 1) 各種の組織レベルでFDに関するワークショップなどを開催し、教員 │
│    の意識変革につとめる。現在、学部レベルでのFD研究会が行われつ │
│    つある。                                                 │
│ 2) 担当者および教科集団で自己点検・評価を行い、その結果を次の授業│
│    の改善につなげる活動を強める。特に、授業内容について専門家集団│
│    で検討する。                                              │
│ 3) 学生による授業評価を再開し、結果を公表する。               │
│ 4) 教育業績を評価するシステムの導入を図る。①採用時・昇任時の評価、│
│    ②顕彰制度の導入                                          │
│ 5) 授業担当者としての研修制度の導入を図る。①採用時・新任時、②現│
│    職教員の再教育                                            │
│ 6) 学生と懇談する場を設ける                                  │
└───────────────────────────────────────────────────────────┘
```

**図2-12　FD活動の組織化の輪をいかに広げるか**[23)]

ある。やらされる義務のFDから、求めあい、自己力アップのFDとなれば結果はついてくる。IPEは、サービスを受ける人々の生活や人生に、病や障害、不自由さからの回復に、QOLの獲得、人権の回復に、より質の高い専門性が届くためにある。IPEの真の目的が卒業生一人ひとりに浸透するためには、まずは自校の全教職員あげての連携教育力の発揮が欠かせない。

### (2) FDは高等教育機関あげての組織的活動

　教員の第一使命は「学生の教育」であり、カリキュラム構成、シラバス作成、教授法の熟達である。これらはまさに教育力アップの力源といえる。要は、所属校において、これ

らの力量を学び得るFD活動組織の有無如何である。加えてそのFD活動の企画は随時徹底して教員に伝達されているかが大切になる。さらに重要なことは、その企画されたFDプログラムは教員のニーズを満たすものであるか、自校の教育力を現在、未来に向けて向上させるものであるかである。構成されたFD委員会は各学科の教職員全員に個人的ニーズをアンケートからとり把握する。全教員からの意見は貴重なFD企画の資源となる。

例えば、以下のようなものである。

①基本的ニーズ（基礎力をつくる）
②緊急的ニーズ（問題解決・即効力をつくる）
③将来的ニーズ（将来構築力となる）

まずは教員および職員の意見や要望が順当に充足されることは、組織の健全な状態に備える第一歩となる。

この要望をFD委員会の素案と共に選抜し、当委員会の年度企画として教授会に提出する。

（矢谷令子）

## 3 ■ FD研究にIPEを活かし学ぶ―事例から―

この事例に用いたプログラムに沿って、以下、資料を紹介し説明する。

FDセミナープログラム（図2-13）は、"シラバス（図2-14）"に沿って展開される。十分にGIOとSBOの関係を相対化し、セミナーの総体的目標を明確にしてそこへの到達過程をSBOに見出していく。内容ごとにSBOと予読資料（図2-13参照）および使用資料も明示する。内容に対し予定した時間量にも注意を払う。

```
教育とFD活動―定型的FDから実質的FDへ

Ⅰ．FDについて知る      1. FDとは何か
                        2. なぜFDか

Ⅱ．FDについて考える    3. 現時点での教育課題
                        4. 組織的対応策
                          ・教育開発とFD委員会

Ⅲ．FDを実践する        5. 実質的FDへの挑戦
                          ・教育力を体験する
                          ・大学力を創出する

※予読資料
①大学セミナーハウス（編）：大学力を創る；FDハンドブック．東信堂，1999．
  ・絹川正吉：序　FDとは何か．pp15-18．
  ・岡宏子：教師の教育技能をどう考えるか．pp34-39．
  ・原一雄：よい授業とは何か．pp40-47．
  ・絹川正吉：付録―1 大学授業マニュアル．pp48-51．
②絹川正吉：大学教育の本質．ユーリーグ，1995，p162，pp207-226．
③絹川正吉：大学教育のエクセレンスとガバナンス；絹川学長の教学経営ハンドブック．地域科学研究会，2006，pp24-174．
④大塚雄作：特集FDの推進；教育力を向上させるFD．カレッジマネジメント 157：5-9，2009．
```

図2-13　FDセミナープログラム

## 「教育とFD活動」
### －定型的FDから実質的FDへ－

| 16:35 | GIO、SBO、予読資料などの説明 | | | |
|---|---|---|---|---|

**GIO**
（一般教育目標：General Instructional Objective）

FD活動を行うことによって教育力、大学力を創出することができるようになるために、FD関連事項について習得する

**SBO**
（行動目標：Specific Behavioral Objective）

1. FDとその必要性について、自分なりの納得と疑問を隣席同士話し合うことができる
2. 現時点において考えられる教育課題を挙げ、所属大学に最も必要と思われる検討課題を選出することができる
3. 所属大学に必要と考えられるFD活動について、実践的、具体的提案を考え出すことができる

| | | 内容 | SBO | 使用資料 |
|---|---|---|---|---|
| 16:45 | Ⅰ. FDについて知る<br>　1. FDとは何か<br>　2. なぜFDか | 予読資料から得られた内容について隣同士で話し合います<br>全員で質疑応答 | 1 | 予読資料①<br>予読資料② |
| 17:05 | Ⅱ. FDについて考える<br>　3. 現時点での教育課題<br><br>　4. 組織的対応策 | 現時点において、前後列4人で考えられる教育課題について列挙します<br><br>次いでその中に所属校に適応すると考えられる課題を選択します<br><br>所属校のFD委員会／教育開発委員会について考えます | 2 | 予読資料③、④<br>ワーキングシート3<br><br>予読資料②、④<br>ワーキングシート4 |
| 17:35 | Ⅲ. FDを実践する<br>　5. 実質的FDへの挑戦 | 所属校において実際にとりあげたいと考えられるFD企画を考えてみます | 3 | 予読資料①、②<br>ワーキングシート5 |
| 18:05 | Ⅳ. 質疑応答 | | | |
| 18:25 | 総評 | FD委員会担当から<br>今後の課題について | | |

図2-14　FDセミナーシラバス

①まず、ワーキングシート3を用いて、4人構成でのグループ討議を通して今の社会にみられる教育課題を挙げ、次に所属校にみられる教育課題を挙げる。

②次に、ワーキングシート3で出された所属校における教育課題に対しての対応策、手段をワーキングシート4を参考に考案する。身近な所属校の教育課題であるため、討議はリアルなものになり、建設的な討議結果が期待される。

③ワーキングシート4でさまざまに紹介しているが、上記の討議から出される課題に対する対応策が出される。このサンプルに"連携教育"に関する研究会があることに気づかれると思う。FDは全教職員に学内で公平な学びのチャンスを提供する場であるために、フルに活用していただきたい。

④ワーキングシート4の経過を活かして、所属校にとってのFD委員会の創設、あるいは推進を企画するのがワーキングシート5である。自分たちで創出し自己教育力をつける力源となるよう、このシートが埋められるとよい。

最後の図2-15はIPEの連携図（学士課程、大学院教育は就職現場や関連社会資源と連携する）の活動推進にFDはさまざまなかたちで活用されることを示したものである。

このようなセミナーには、学長はじめ教員、事務職員、時に学生もまじえて情報伝達、問題抽出、解決策の提示、さらに所属校の特殊構想、緊急課題への対応策、あふれる課題への対応策も生まれる。

（矢谷令子）

**ワーキングシート3** 現時点での教育課題

4人グループで今の社会における所属校の教育課題を列挙します。

教育課題

1.

2.

3.

4.

5.

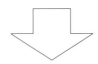

所属校に該当すると考えられる教育課題を選出します。

所属校に該当すると考えられる教育課題

1.

2.

3.

4.

5.

（作成：矢谷令子）

## ワーキングシート4　組織的対応策（サンプル）

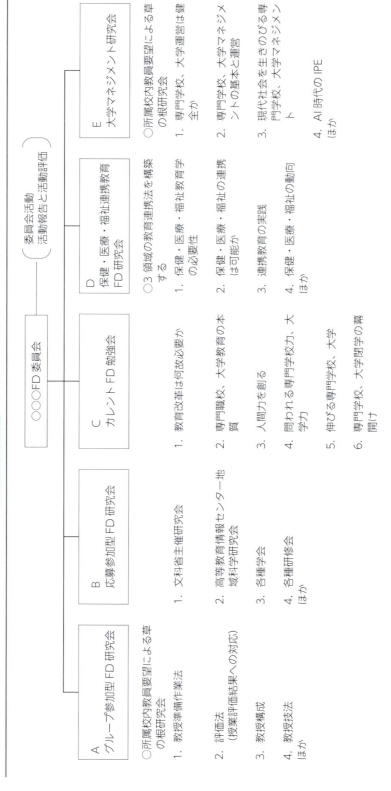

**ワーキングシート5** FD委員会企画案（枠組例サンプル）

| 名　称 | 目　的 | 開催時期（回数／年） | 場　所 | FD委員担当者 | 備考 |
|---|---|---|---|---|---|
| I．学内FD活動<br>　1.<br>　2.<br>　3.<br>　4. | | | | | |
| II．学外FD活動<br>　1.<br>　2.<br>　3.<br>　4. | | | | | |
| III．その他FD活動<br>　1.<br>　2.<br>　3.<br>　4. | | | | | |

（作成：矢合令子）

6　IPEの推進とFD活動

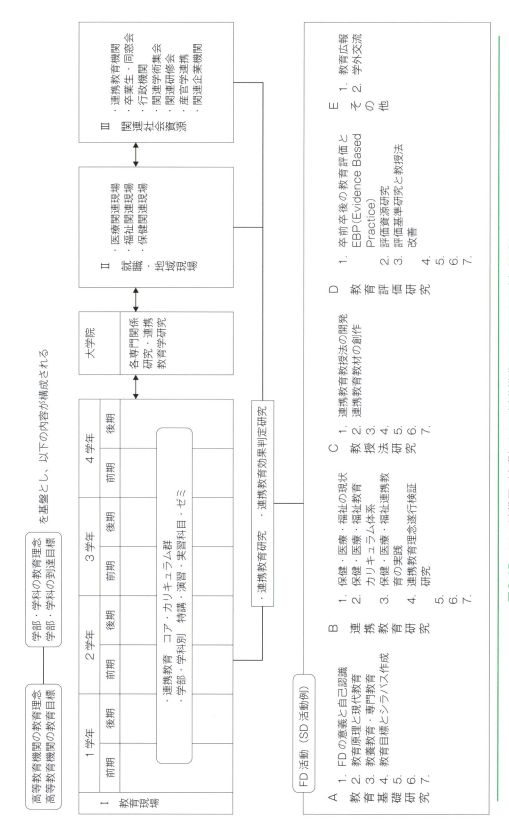

図2-15 IPEの連携図（上段）とその活動推進に用いられるFD例（下段）

## 引用文献

1) Paul Foulquie（久重忠夫・訳）：公民の倫理：入門哲学講義．筑摩書房，1977，p5.
2) 矢内原忠雄：教育と人間．東京大学出版会，1973，pp101-103.
3) 絹川正吉：大学教育の本質．ユーリーグ，1995，p155.
4) 砂原茂一：リハビリテーション．岩波書店，1980，pp63-74.
5) 前掲4），p63.
6) 矢谷令子：訪問リハビリテーション；茨城県守谷町における経験．総合リハビリテーション11：969-974，1983.
7) 新潟医療福祉大学（編）：開学10周年記念誌．新潟医療福祉大学，2011，pp96-101.
8) 前掲3），p82-83.
9) 新潟医療福祉大学FD委員会：FD活動の記録；開学から4年間の歩み．新潟医療福祉大学，2010，p60.
10) 前掲3），p111.
11) 髙橋榮明：医療と福祉との連携を目指して；新潟医療福祉大学におけるカリキュラム編成とその教育の実践．2005.
12) Reeves S, Barr H：Evaluating Interprofessional Education. Handouts delivered at the IPE workshop, Tokyo Metropolitan University, Feb. 16, 2012.
13) Freeth D, Hammick M et al.：Effective Interprofessional Education-Development, Delivery & Evaluation. Blackwell, 2005, pp48-50.
14) 前掲13），p34.
15) 前掲13），p49.
16) 前掲13），pp154-157.
17) Canadian Interprofessional Health Collaborative：Program Evaluation for Interprofessional Initiatives；Evaluation Instruments/Methods of the 20 IECPCP Projects. Canadian Interprofessional Health Collaborative（Online），〈http：//www.cihc.ca/files/CIHC_EvalMethods_Final.pdf〉，(Accessed, 2015-5-8).
18) Tamura Y, Seki K et al.：Cultural adaptation and validating a Japanese version of the readiness for interprofessional learning scale (RIPLS). J of Interprofessional Care 26：56-63, 2012.
19) 牧野孝俊，篠崎博光，他：チームワーク実習によるチーム医療およびその教育に対する態度の変化；保健学科と医学科学生の比較検討．保健医療福祉連携2：2-11，2010.
20) 山本武志，酒井郁子，他：日本語版 Attitudes toward Health Care Teams Scale の信頼性・妥当性の検証．保健医療福祉連携5：21-27，2012.
21) 有本章：大学教授職とFD；アメリカと日本．東信堂，2005，p80.
22) 絹川正吉：大学力を創る［FDセミナーハウス（編）：FDハンドブック］．東信堂，1999，pp16-17.
23) 吉村尚久：FD活動の組織化の輪をいかに広げるか．大学教育学会誌22：18-21，2000.

## 参考文献

有本章：大学教授職とFD；アメリカと日本．東信堂，2005.
日本医学教育学会（監修）：医学教育マニュアル〈3〉教授 - 学習方法．篠原出版，1982.
絹川正吉：大学教育の本質．ユーリーグ，1995，p162-193，p196-234.
高等教育情報センター（編）：教員評価制度の運用と大学風土改革；授業評価とFD．地域科学研究会，

2008，pp105-106.

澤村誠志(監修)：地域リハビリテーション白書〈'93〉．三輪書店，1995.

砂原茂一：リハビリテーション．岩波書店，1980.

砂原茂一：臨床医学研究序説；方法と倫理．医学書院，1988.

関正夫：21世紀の大学像；Faculty Development．玉川大学出版部．1995，128-137.

大学教育学会課題研究委員会：FDのダイナミクス 報告書．大学教育学会，2009.

大学教育学会課題研究委員会：FDの実践的課題解決のための重層的アプローチ 報告書．大学教育学会，2015.

大学セミナー・ハウス企画室(編)：大学院改革の理想と現実；第31回大学教員懇話会記録．大学セミナー・ハウス，1995.

大学セミナー・ハウス企画室(編)：学問への動機づけはいかにあるべきか；第32回大学教員懇話会記録．大学セミナー・ハウス，1996.

大学セミナー・ハウス企画室(編)：大学，改革はしたけれど；第33回大学教員懇話会記録．大学セミナー・ハウス，1997.

大学セミナー・ハウス企画室(編)：混迷する社会の中の教育と大学 大学の役割；第35回大学教員懇話会記録．大学セミナー・ハウス，1999.

大学セミナー・ハウス企画室(編)：よりよい大学教育の方法を求めて 教える授業から学ぶ授業へ その2；第16回大学教員研修プログラム研修．大学セミナー・ハウス，1999.

寺崎昌男：大学教育の可能性；教養教育・評価・実践．東信堂，2002.

夏目達也，近田政博，他：大学教員準備講座．玉川大学出版部，2010.

原一雄：教師自身による自己診断．一般教育学会誌 14：25-27，1992.

原岡一馬(編)：人間とコミュニケーション．ナカニシヤ出版，1990.

芳賀敏彦，片山透，他(編)：えごの実；砂原茂一先生自伝遺稿集．砂原茂一先生自伝遺稿集編集委員会，1989.

真柄彰：QOL向上を目指す専門職間連携教育用モジュール中心型カリキュラム［新潟医療福祉大学，埼玉県立大学，他(編)：チームで支えるQOL ひろがる連携教育；保健・医療・福祉の専門職のための連携教育］．2012，pp72-79.

守谷町自立更生会(編)：15周年記念リハビリテーションのあゆみ．守谷町役場，1988.

矢谷令子，宮崎祐一，他：カード式 在宅脳卒中のリハビリテーション．医学書院，1982.

矢谷令子：訪問リハビリテーション；茨城県守谷町における経験．総合リハビリテーション 11：969-974，1983.

山内正平：千葉大学におけるFDプログラムとその課題；普遍教育の活性化に向けて．大学教育学会誌 22：14-17，2000.

吉岡久美子：立命館大学におけるFD活動．大学教育学会誌 22：9-13，2000.

Council on Medical Education American Association：Allied Medical Education Directory. 1974.

Endoh K, Magara A et al.：Development and practice of interprofessional education in japan；modules, sharing, spreading. Niigata University of Health and Welfare 3：87-97, 2012.

Norman E, Edmund J et al.：Allied Health Education；Concepts, Organization, and Administration. Charles C Thomas Publisher, 1989, pp89-95.

NPO法人日本アビリティーズ協会：共生社会の実現をめざして；障害者差別解消法 成立までの経緯と展望(アビリティーズ選書8)．NPO法人日本アビリティーズ協会，2015.

Oshiki R, Magara A et al：Interprofessional education at Niigata university of health and Welfare. Advanced initiatives in interprofessional education in Japan. 2010, pp13-21.

# 第3章

# IPE・IPC（IPW）の実践をIPEにフル活用

**本章のポイント**

本章では、実際にIPC（IPW）の事例（1～7）、IPEの事例（8～10）をいくつか紹介する。
連携の実践に備えてのチェックポイントとして、以下のものが挙げられる。

- 連携者自身が「連携する」という言葉の基本的意義を認識していること
- 連携の基本的認識を臨床現場、地域現場の関係者個々人が明確にできること
- 連携するメンバーの職種別の役割を承知し、対象者個人別に専門業務内容と目的をメンバー同士が確認できていること
- 連携メンバーによるサービス内容、到達目標、手順などについての概略説明はいつ、誰によって対象者・家族に伝えられたかの記録または情報を確認しておくこと
- 連携メンバーにより立てられたサービス企画、内容、実践方法などは対象者、または家族に理解と承認を得られているものか、確認を明確にすること
- 連携メンバーは緊急連絡網を適切に活用できるよう指導されていること

いろいろと規定や約束事をつくることはできるが、やはり"連携力"を育てる最大の源は「多職種の持つ専門性の最善を相手の方に届けたい」という一念であろう。大切なことはこの一念を達成する多職種連携のプロ精神ではないだろうか。

# 1 地域包括支援センターの実践から

### 施設概要

施設名：地域包括支援センター（社会福祉協議会以外の社会福祉法人が受託）
事業目的：「地域住民の心身の健康の保持及び生活の安定のために必要な援助を行うことにより、その保健医療の向上及び福祉の増進を包括的に支援することを目的とする施設」（介護保険法第115条）。最近では、地域包括ケアシステムという考え方が浸透しており、システム作りの責務は市町村にあるが、地域包括支援センターに中心的な役割が期待されている。
職員構成：センター長（保健師、ソーシャルワーカーとケアマネジャーの資格保有）1名、ソーシャルワーカー2名（うち1名ケアマネジャーの資格保有）、主任ケアマネジャー2名（精神保健福祉士基礎の資格保有）、ケアマネジャー1名、事務職員1名

### 活動内容

地域包括支援センターは、その多くが市町村からの業務委託で社会福祉法人、医療法人、株式会社、NPO法人などに委託されている現状がある。その委託内容は、大きく4つに分類される。
総合相談事業：おおむね65歳以上の住民の相談を主に受ける（介護保険2号保険者も含む）
介護予防事業（2015年3月末時点。同年4月からは新しい総合事業が開始される）
　①要支援認定者（介護保険制度で要支援1・2の認定を受けた者）のケアマネジメント
　②2次予防事業対象者（25項目の基本チェックリストで、介護予防が必要であると判定された者）に対するケアマネジメント
継続的包括的ケアマネジメント：2次予防事業対象者、要支援1・2、要介護と認定された者に対して切れ目のない包括的な支援をすることが求められている。その中には、ケアマネジャーの後方支援および質の向上も活動の中に含まれている。
権利擁護事業：認知症になり、判断能力の低下や権利が行使できなくなってしまった者に対する支援や虐待事案に対する支援がある。

### 連携システム

活動内容で示した4つの事業のうち、一番基本となる総合相談事業をここでは記したい。地域包括支援センターには、当事者、家族、近隣住民、民生委員、ケアマネジャー、訪問介護事業者などの介護事業所、医療機関、行政などあらゆるところからの相談が電話、来所によって持ち込まれる。緊急性の判断と主担当決定のために3職種合同で短時間のケースを共有し、ケースの緊急性の判断とアプローチ方法を検討する。地域包括支援センターの強みは、保健師、ソーシャルワーカー、主任ケアマネジャーの3職種がそれぞれの専門性を活かしてケースの見立てや方向性を決定できることである。そして、PDCAサイクルを意識して本人の生命や権利が生かされるように支援する職務があることである。
　地域包括支援センターの強みを活かすためには、それぞれの専門職の特色をお互いに理解し、立場を同じにして話し合う場と時間の共有が重要である。
　定例の会議以外にも日々の業務におけるコミュニケーションが大切で、意思の疎通が重要となる。

## 地域包括支援センターの実践における多職種連携の課題とその対応

　地域包括支援センターの業務を通して、ケースの見立てや支援方法について、援助者の基礎資格・立ち位置・感度が大きく関わっていることを実感している。

　例えば、ある認知症高齢者の在宅での生活が大きなテーマとなった。家族から、本人が夜間立ち上がって危ないので、ベッドを柵で覆いたい（四点柵を利用したい）と申し出があった。ケアマネジャーも「家族も本人のことが心配で、夜眠れないのだから、身体拘束はいいことではないとわかっているけれどもしょうがない」という意見であった。ケアマネジャーは、高齢者の権利を擁護する必要がある。しかし、家族の負担を軽減できるなら、本人のためになることはできないかと考えたのだ。身体拘束は、本人の自由な意思を奪い、廃用性症候群を招く。本来、ケアマネジャーは、本人の在宅での暮らしを支えるチームを作り、本人の生活を支える仕組み作りを行う。ケアマネジャー、訪問看護師、福祉用具の事業所や訪問介護事業所などが関わっていたが、専門職のチーム力を発揮できていなかった。誰のために支援をしているのか、自分の専門性は誰のために活かされるべきものなのかを十分に認識する必要がある。地域では、専門職の立ち位置を超えたさまざまな支援（例えば、担当している高齢者の自宅の電球交換を行う、買い物を代行するなど）が行われている現実がある。専門職としての立ち位置が実践段階になるとあやふやになってしまうのだ。

## 課題解決に向けたシステム作りの必要性

　上記の課題を受け、地域包括支援センターと行政が協力して、ケアマネジャー向けに外部の権利擁護センターに講師を依頼し研修を開催したが、専門性よりも情緒面に注目が集まり、切り口を変えながら理解を進める必要性を感じた。お互いの立ち位置や専門性を尊重しながら、「本人を支援していく中で大切なことは何か」、「それぞれの立ち位置はどのようなものか」、「根拠を持った支援とは何か」、「支援上足りない部分はどこなのか」といった課題を共有するような会議が必要とされているのではないかと考える。現場の職員が感じている制度の狭間の課題を明確にすることで、新たな社会資源の開発の原動力となっていく可能性がある。立ち位置を明確にしなければ、電球の交換などやろうと思えばできてしまうことは多くある。しかし、そこを専門職として、地域包括ケアシステムの構築に不可欠な互助の開発に結びつけていく感度が求められている。

## 課題解決に向けた実践例

　制度の狭間の課題が浮き彫りになったことで、地域包括支援センターとして、地域包括ケアシステムの構築に向けた社会資源開発に取り組んでいる。「地域ケア会議」の活用である。電球の交換や庭掃除、家具の移動は介護保険制度上、訪問介護支援事業所が行う範囲ではない。しかし、ニーズが存在する。そこで、自治会に働きかけ、見守りを含めたシステム作りの先進事例ができた。ほかの自治会長にも声をかけ、地域ケア会議を開催し、事例を共有し、自治会内に部署が作られ、住民同士の助け合いがシステム化され、電球の交換や庭の手入れなどの社会資源の開発に成功している。

## 特に注意して連携した事項

　保健師など看護職は、専門職教育課題やOJT（On-the-Job Training：オン・ザ・ジョブ・トレーニング）の中で、スピード感を求められてきたため、医療職と福祉職の言葉の違いには、十分に配慮が必要である。

　医療職は、結論から先に話す傾向があり、結果、福祉職の話に耳を傾けられなかったりする。まずは、お互いの特徴をつかむことが、連携のカギになると考える。

（米澤千加）

## 2　家族との連携～在宅生活を支援する作業療法士の実践から～

**施設概要**

サービス種別：訪問看護
事業目的：介護保険法、健康保険法による訪問看護事業
職員構成と役割（どの職種も、精神的支援、病状の観察、家族への介護支援・相談なども行う）
　管理者（看護師）…管理業務（訪問看護の実務面）
　看護師…体調管理、療養生活の相談・支援、医療処置、保清、食事や排泄などの介助、介護指導、ターミナルケア
　理学療法士…歩行練習などの身体機能訓練、日常生活動作の練習など
　作業療法士…日常生活動作の練習、自助具など道具の工夫、心身機能訓練など
　言語聴覚士…言語聴覚機能訓練、咀嚼嚥下機能訓練など

**開始手順**

　医師による訪問看護指示書→当事業所との契約→訪問看護開始（初回時に計画書作成、説明と同意を得る）
※目標設定では、対象者や家族のニーズを明確に目標とする。どのような生活を望んでいるのか、何に困っているのか、どうなりたいのか、何を期待しているのかなどを把握する。
　ただし介護保険ではケアマネジャーが対象者・家族と相談しケアプランを作成する。ケアプランでは、何を目標とし、どの職種がどのような目的でどのような支援を提供するかが計画される。それによって利用者・家族を含めた担当者会議が行われ、訪問看護が始まる。

**スタッフ間の連携システム**

主治医、ケアマネジャーなど他事業所との連携
　①月1回定期的に報告書・計画書を提出
　②利用者・家族を含めた担当者会議への参加
　③必要に応じて電話やFAXでの連絡
当事業所内のスタッフ間との連携
　①日々の情報交換や相談
　②担当者会議

在宅支援の対象

利用者本人
　脳血管障害、難病、ターミナル期、認知症、整形疾患、精神疾患など多岐にわたる疾患や障害をもち、地域で生活している方。
連携する家族
　同居、別居にかかわらず、主としてキーパーソンの家族。直接連携することも多いが、介護保険ではケアマネジャーを通して間接的に行うこともある。

### 家族との連携のポイント

**生活の場だからこそ重要**：家族は利用者にとって最も近い存在で、お互いに支え合い最も影響力がある。介護、経済・精神的援助など大切な役割を担っている。
**より良い支援につながる**：介護をになう家族自身の支援につながり、利用者にとってもより良い支援につながる。また利用者をより深く知ることができる（発病前の利用者、現在の生活や思いなど）。
**インフォームドコンセントを大切に**：家族・対象者と専門職の価値観や考えが食い違うことがある。専門職は理解する姿勢を持ち、謙虚に寄り添わせていただくのである。説明と同意の過程を踏んで実践することで、信頼関係につながる。

### 高齢の親と同居する高次脳機能障害者の例

発病後は親が日常生活の面倒をみてきた。しかし親も高齢になり持病もあるため子供の行く末を心配していた。訪問介護員や看護師の支援を受けていたが、看護師の提案で作業療法士が介入をすることになった。看護師が「家事ができるようになってほしい」という親の思いを聞き、作業療法士は本人の洗濯の練習から始めた。本人は徐々に出来るようになり、その都度作業療法士は親に報告し日常生活でも行ってもらうように勧めたところ、生活の中で出来るようになり親も喜んでいる。

**週間スケジュール（在宅支援）**
　月：訪問介護員（入浴）、火：作業療法士（リハビリテーション）、水：看護師（健康管理）、木：訪問介護員（入浴）、土：訪問介護員（料理）　※その他デイサービスや作業所も適所で利用

### 特に注意して連携した事項

**家族の気持ちや状況を理解する姿勢を持つこと**
　家族の立場だからこその苦労や思いがあることを忘れない。
**選択権や決定権は利用者と家族にあるという意識を持つこと**
　生活と人生の「当事者」は利用者本人と家族である。あくまでも私たちは「支援者」であり、「伴走者」であるため、専門職としての意見は説明しても、一方的に押しつけない。当事者が選択し決定できるように支持する。

（桐木純子）

## 3 在宅看取りにおけるIPC（IPW）の実践

> **事例概要**
>
> 　昨今、厚生労働省が行っている受療行動調査において、「自分で治療・療養したい」と回答した者のうち、「自宅で療養できない」と答えた者の多くが家族の介護負担と急変時対応への不安を抱いている。一方、それを可能とする要素として、主に「緊急時の病院や診療所への連絡体制」、「医師・看護師などの定期的な訪問」、「入浴や食事などの介護サービス」、「家族への協力」などが挙げられている。
> 　今回IPC（IPW）によって本人・ご家族のニーズであった「住み慣れた場所で自分らしく逝くこと」を叶えられた一例を用い、在宅看取りにおける多職種協働の実践の報告としたい。
> **対象者の背景**
> 　60代男性。X年2月、末期の膵癌と診断され、余命半年と告知される。本人の強い希望があり、化学療法を行いながら同年6月下旬より在宅療養生活を送る運びとなった。膵癌による不全イレウスがあり、経口摂取不良のため、CVポート（埋め込み型の中心静脈栄養カテーテル）を造設し、高カロリー輸液を行っていた。息子夫婦は海外在住であり、キーパーソンは妻（医療従事者）である。

> **施設概要**
>
> **施設名**：訪問看護リハビリステーション
> **構成員**：1週間の基本訪問スケジュールは、月曜日に理学療法士が訪問、火曜日と木曜日に看護師が訪問。そのほかに、かかりつけ医の訪問診療が1回／2週間、在宅支援薬局による訪問配薬、ケアマネジャーの訪問、かかりつけ医への受診などがある。訪問診療・訪問看護に関しては、24時間365日対応である。

> **導入期**
>
> 　訪問看護は介護保険を利用し2か所の訪問看護ステーションからの訪問となった。訪問前より、関係者間の連携はICTを活用しつつ、対面でのコミュニケーション、電話・FAX連絡なども含め、密に行うことを確認した。妻の不安が大きかったため、できる限り不安の表出ができるよう、各職種が訪問時に意識的に関わるよう方針を決めると共に、本人のニーズが叶えられるよう同じゴールを描くことを申し合わせた。

> **訪問初期(X年6月下旬～8月)**
>
> **本人の状態**：退院後、食欲が増え活動性が向上し、屋内生活自立となった。疼痛コントロールは良好であり、体調がよい時には屋外へ犬の散歩に出掛けていた。自宅で暮らすことに対し「家がいいな」と笑顔で話されていた。
> **妻の状態**：本人の前では気丈に振る舞うも、スタッフの前では笑顔が乏しく、不安の訴えが多かったが、夏頃には「みなさんのおかげで安心して暮らせます。生活が落ち着いて仕事にも行けるようになったし、嬉しい」と前向きな言葉が聞かれるようになった。
> **関係者の動き**：訪問者が、その都度、妻の不安を傾聴し時間が許せば訪問後も時間を設けて話を伺った。わからないことや不安なことで即時解消できることは、即時対応した。また、その状況を関係者間で逐次、情報共有し、各専門職の立場から提案・助言を行った。

> **訪問中期(X年9月～10月中旬)**
>
> **本人の状態**：医師から説明されていた余命期間を過ぎ、体調の良・不良の差が大きくなり始めた。9月中旬、自転車で外出した際に転倒し、翌日も屋内で転倒したことから自信喪失し、ベッド上臥床傾向となった。癌性疼痛増悪に伴い、麻薬増量となった。活動性低下に伴い、褥瘡も発生した。
> **妻の状態**：本人の状態を心配しつつも、「大丈夫、最後まで頑張れそう、覚悟している」と言われた。この時期には、在宅での看取りに対し、大きな不安の訴えは無くなった。
> **関係者の動き**：褥瘡発生時、ケアマネジャーが機転を利かせ、褥瘡予防マットを導入した。本来であれば、相談なり、サービス担当者会議を開催し、その是非を検討したうえでの導入となるが、日頃の密な情報共有における互いの信頼関係の下、独断での導入の運びとなった。臨床現場において、制度やルールを順守することは大前提であるが、それと同等に"今、対象にとって何が一番重要で、何が最高の利益になるか"ということを考え行動することも非常に重要である。

### 訪問後期（X年10月下旬～11月中旬）

**本人の状態**：食欲がなく、水分も内服時以外は摂取しなくなった。リハビリテーションに対する意欲も減少した。この頃から、ベッドから離床するのは、主に排泄時のみとなった。化学療法も体力的に厳しく、中止となった。先に発生していた褥瘡は治癒したが、後日、別の部位に発生した。

**妻の状態**：徐々に衰弱していく本人を気遣いながらも、冗談を言って雰囲気が暗くならないようにするなど、気丈に振る舞われていた。また、本人を交えて、看護師と人生観や死生観を語られる場面もあった。

**関係者の動き**：10月、それまで一緒に訪問していた訪問看護ステーションが廃業となり、弊社訪問看護ステーションのみの訪問となった。訪問診療医より、最終的なニーズを確認していただき、「このまま最期まで家にいたい」とのことであった。関係者間、特に医師・看護師間にて在宅看取りに伴う方針、手順、本人と奥様の人生観・死生観に寄り添ったターミナルケアを提供することを再確認した。

### 終末期（X年11月下旬）

**本人の状態**：倦怠感、転倒不安があり、オムツ内排泄を選択される。全身の栄養状態が悪く、創部治癒状態も不良となった。腫瘍熱と思われる発熱を繰り返され呼吸状態不良となり、在宅酸素療法開始となった。

**妻の状態**：息子夫婦を呼び、家族で一緒に最期を看取る準備をされた。看取りの際には、お孫さんに人が亡くなることの意味を伝えられ、スタッフに対し「孫に最高の教育ができた。ありがとうございました」と涙ぐまれながら、その場に居合わせた医師・看護師に謝意を述べられた。

**関係者の動き**：緊急コールも増え、医師より人生のゴールが近づいていることが家族に伝えられた。亡くなる3日前までは理学療法士も訪問し、看護師との連携のうえで、呼吸理学療法、関節可動域訓練などを行った。逝去された際には、医師による死亡確認後、看護師が死後の処置を行った。

### 連携・協働を振り返って

　チーム医療が提唱されて、約40年が経過した。"多職種連携"はその重要性は認識されてはいるものの、言葉や理論ばかりが先行し、臨床現場では機能していないケースが散見される。その原因の多くは、異なる学問基盤や価値観を持つ関係者間によって生じる、互いを知らないが故の遠慮、自尊心を傷つけられたくないがための理論武装、過度な職域の線引きから起こる責任の押し付け合いなどであり、一言で表せば、コミュニケーションスキル不足にある、と言っても過言ではない。

　医療法（第一条の二　第二項）における連携に関わる主な規定として、「医療は、国民自らの健康の保持増進のための努力を基礎として、医療を受ける者の意向を十分に尊重し、病院、診療所、介護老人保健施設、調剤を実施する薬局その他の医療を提供する施設（以下「医療提供施設」という。）、医療を受ける者の居宅等（居宅その他厚生労働省令で定める場所をいう。以下同じ。）において、医療提供施設の機能に応じ効率的に、かつ、福祉サービスその他の関連するサービスとの有機的な連携を図りつつ提供されなければならない。」とあるが、現場で求められるのは、難解な言葉やテストで求められる知識以上に、社会人としてのコミュニケーションスキルである。それは、例えば「傾聴の姿勢」といわれる、「聴く、耳を傾ける」「伝える」あるいは「書く」といった、コミュニケーションの基本である。電子メールやFAXによる顔を一切合わせないやりとりにも、こうしたスキルは要求される。さまざまな教育背景を持つ多職種が会するIPC（IPW）の実践においては、各専門職のテクニカルスキルだけではなく、上記のようなノンテクニカルスキルが円滑なIPC（IPW）を構築するうえで重要な資質となる。

　教育・研究機関と臨床現場、最先端と最前線が互いの状況を把握し、さらには異業種をも巻き込み、全職種・全領域総力戦で臨まなければ、差し迫る超高齢社会を乗り越えることなど不可能に等しい。そのためのIPEが展開されることを祈ると共に、微力ながらIPE実践者となれるよう、自身の学びを深めることを継続したい。また、自身が関わる組織においても、IPE実践機関となれるよう、人創りは教育に始まると信じ、努力を惜しまず邁進したい。

### 特に注意して連携した事項

　私がIPC（IPW）の実践にあたり大事にしていることは、第一に目標の共有であり、第二に目標達成に向けての過程の共有である。今回の介入では、本人の住み慣れた場所で人生の最後を穏やかに迎えたいという希望を叶えることはもちろん、主介護者である妻が不安なく我々と一緒に看取れるよう、どのように多職種で支え、各々が役割を果たしていくかを介入前、介入中と定期的に連絡を取り合い、方向性を統一しながら介入した。コミュニケーション方法は、対面、電話、報告書、SNS、FAXなど、緊急性や重要性に応じて使い分けた。また、他職種の視点や認識を受け入れる姿勢を持つこと、各々の理解は限局的であるという謙虚さを持つこと、そして解釈ではなく事実を具体的に伝えることを申し合わせ、チームの行動指針とした。

　病院や施設のように、常に職員が傍にいない在宅医療においては、本人や主介護者が介入者の落ち度によって、その在宅療養生活を諦めてしまうようなことがあってはならない。逝きたい場所で逝くと決めた本人と、それを支えると決めた主介護者の方が、その選択を後悔しないよう、チームとして寄り添うことが、IPC（IPW）であると考える。

（羽田真博）

## 4　精神障害を支援する訪問看護ステーションの実践から

> **施設概要**
>
> **事業目的**：当訪問看護ステーションは、「利用者の皆様が地域で安定し、より充実した生活が送れるよう、多職種でサービスを提供する」を活動理念として、多くの機関と連携しながら、精神障害者の方を中心に、その人らしい地域生活の実現に向けて支援している。
> **構成員（職種別）**：看護師（5名）、作業療法士（2名）、精神保健福祉士（1名）の8名の多職種チーム。
> **利用者**：統合失調症を中心とする精神障害者約200名。10代～80代まで幅広く、平均年齢は50歳。
> **連携機関**：保健所、市町村保健師、相談支援事業所、介護保険関連（訪問介護、通所介護、ケアマネジャーなど）、就労支援事業所（就労移行支援事業所、就労継続支援事業所A、B）、市町村生活保護担当、グループホーム担当者、民生委員、区長などの自治会長、学校、権利擁護など地域で利用できる機関、職種とさまざまな連携を行っている。

> **連携の実際**
>
> 　学齢期の場合は学校や児童相談所との連携、復職や再就職のニーズのある利用者には、復職先の会社、再就職を希望する方にはさまざまな就労支援事業所などとの連携も必要となる。生活の場所が一人暮らしで訪問介護員の調理や掃除の支援を必要とする方々には、相談支援事業所の相談員や介護支援事業所などの連携が生まれる。65歳以上で介護保険が利用可能な状況になった方々には、ケアマネジャーとの連携で訪問介護、通所介護などのサービスにつなげる場合も多い。金銭管理の援助が必要な場合やご自身の意思表明が難しい場合には、権利擁護のサービスを導入する場合もある。利用者の状況やニーズに沿ったさまざまなサービスと連携することが必要である。

> **連携の方法**
>
> 　連携はケアマネジメントを理念とした実践である。その意味で、本人・家族、関係者が参加するケア会議が連携の基盤となっている。このケア会議において、関係者は本人が望む生活の実現に向けて、目標を共有し、本人や家族も含めた関係者の役割を決定し、連携しながら支援していく。対象者によって期間は異なるが、このケア会議は継続的（3か月、6か月、1年など）に開催され、支援のモニタリングと共に、次の支援計画が立てられている。この連続で地域生活の支援をしていく。日々の支援で気になることは電話連絡やFAXなどでタイムリーに伝達することが重要となる。時には、本人、家族、関係者が共有できるノートを利用し、関係者がどのような支援をしているのか、誰もがわかる状況を作る場合もある。

> **事例紹介**
>
> 　Aさん（40代、男性）　疾患名：統合失調症
> 　15年程の長期入院の後、家族の反対があったが、医師、看護師、作業療法士などの病院の職員と、権利擁護のサービスを利用して金銭を管理し、市の相談員などと連携して4か月の単身生活に向けた訓練をした後に、アパートでの一人暮らしが実現した。その後訪問看護ステーションからの訪問や訪問介護員の買い物、掃除などの支援も受け、楽しい一人暮らしが継続できた。
> 　退院半年後のケア会議においてAさんは訪問介護員の支援の終了を希望、その後相談支援事業所の関わりが開始し、やがて作業所通所が可能となっていった。

> **特に注意して連携した事項**
>
> 　対象者の希望する生活の実現に向けた支援を展開する際に、医療からのサービスが撤退し、地域の福祉サービスが増えていくこともしばしばある。その際に、対象者の出来ることが増えたり変化することで支援の量や質が変化していくことを意識し、終了するサービスと開始するサービスなどが上手く繋がる連携が重要となる。

## Aさんの支援経過Ⅰ

| | 困った行動の多い時期<br>（10か月） | 単身生活に向けて<br>（4か月） 退院 | 一人暮らしは楽しいね<br>（6か月） |
|---|---|---|---|
| ケア会議 |   |  |   |
| 本人の変化 | 逸脱行動が目立つ | 生活訓練室の訓練<br>がんばる、逸脱行動（−） | 友人との交流を楽しむ |
| 家族の変化 | 一人暮らしは反対💢 | スタッフの熱意にアパート<br>の保証人に協力💚 | 月1回の電話連絡 |
| 医師 | 本人と約束した入院期間を<br>気にしながらケア会議招集 | | 2週に1回の<br>外来デポで → |
| 看護師 | 逸脱行動の観察と注意 | | |
| 作業療法士 | 楽しめる場・他者との<br>交流・活動の場の提供 | 生活訓練室での訓練<br>アパートへの外泊時支援 | 訪問、外来作業療法 |
| 精神保健<br>福祉士 | 関係者の連絡調整 → | | |
| 訪問看護師・<br>作業療法士 | | | 週1回の訪問 → |
| 権利擁護 | 2週に1回の支援 | 生活費の再調整 | |
| 市相談員 | | | 関係者の連絡調整 → |
| 訪問介護員 | | | 週2回の援助（買物、掃除）→ |

## Aさんの支援経過Ⅱ

| | ヘルパーの支援は<br>いらない（10か月） | 相談支援事業所の関わり<br>（4か月） | 作業所での仕事に向けて<br>（2か月） |
|---|---|---|---|
| ケア会議 |   |   |   |
| 本人の変化 | 自分のペースで<br>生活をエンジョイ | 新たな支援者と<br>新たな交流 | 弁当作りがんばる |
| 家族の変化 | 年末年始・姉宅で過ごす | | 兄が初めてケア会議に出席 |
| 医師 | 2週に1回の外来継続 → | | |
| 作業療法士 | 作業療法は終了 | | |
| 精神保健<br>福祉士 | 関係者の連絡調整 → | | |
| 訪問看護師・<br>作業療法士 | 月2回の訪問 → | | |
| 管理栄養士 | 週2回の栄養指導、<br>糖尿病管理 → | | |
| 権利擁護 | 2週に1回の支援 → | | |
| 市相談員 | 関係者の連絡調整 → | | |
| 訪問介護員 | 終了 | | |
| 相談支援員 | | 訪問・活動支援センター<br>への誘い | 作業所への誘い |

（香山明美）

## 5 居宅介護支援事業所の実践から

> **施設概要**
>
> **事業目的**：利用者の生活状況を把握し、居宅サービス・インフォーマルサービスを組み合わせたケアプランの作成。利用者が安心して介護サービスを利用できるよう支援する。
> **構成員**：介護関係者、ヘルパー事業所A、訪問看護ステーションB（24時間緊急時体制・訪問看護師）、通所介護（デイサービス）C、通所リハビリテーション（デイケア）D（理学療法士・作業療法士・言語聴覚士）、福祉用具貸与（レンタル）、次男夫婦、かかりつけ医、専門病院、地域包括支援センター、ケアマネジャー
> **長男の福祉関係者**：市役所保健師、自立支援のケアマネジャー、自立支援訪問介護事業所A

> **対象者の背景**
>
> Kさん（80歳、女性）、要介護3　疾患名：進行性核上性麻痺
> 　長男と二人暮らし。次男夫婦は別居（他県に在住のため、直接の介護はできない）。ADLは日常生活において見守り・一部介助が必要。立位歩行が不安定で転倒しやすい。室内の移動移乗はすべて長男が介助している。咀嚼・嚥下機能低下、物忘れの症状あり。夜間トイレ頻回。
> **主介護者の介護状況**：主介護者は長男。長男はうつ病を患っており定期受診、治療中で仕事はできず、無職。室内はなんとか足の踏み場があるが数年前まではゴミ屋敷状態。入浴はしておらず衛生面では他者の声かけが必要な状況。日常の介護内容は食事は3食お惣菜を購入。ご飯は炊飯器で炊く。トイレのたびに歩行介助をしているので不眠。介護サービスの窓口となり、デイサービスなどの送りだし、迎え入れをする。申請手続きや保清に関することは自発的にはできずサポートが必要。現在週1回自立支援訪問介護を利用し、自宅内の環境整備（掃除・洗濯）が自発的にできるよう支援を受けている。

**サービス計画表**

| 時間帯 | 時刻 | 月 | 火 | 水 | 木 | 金 | 土 | 日 |
|---|---|---|---|---|---|---|---|---|
| 深夜 | 0:00〜6:00 | | | | | | | |
| 早朝 | 6:00〜8:00 | | | | | | | |
| 午前 | 8:00〜12:00 | 通所介護【入浴】 | 訪問介護 | 通所リハビリ | 通所介護【入浴】 | | 通所リハビリ | 通所介護 |
| 午後 | 12:00〜18:00 | 通所介護【入浴】 | | 通所リハビリ | 通所介護【入浴】 | 訪問看護 | 通所リハビリ | 通所介護 |
| 夜間 | 18:00〜22:00 | | | | | | | |
| 深夜 | 22:00〜24:00 | | | | | | | |

週単位以外のサービス：定期通院：月1回　レンタル：特殊寝台、特殊寝台付属品　K病院：年1回（検査入院）

### 活動内容

【活動内容】
連携方法：訪問記録・連携ノートの活用、電話、FAX、メール、退院のカンファレンス・担当者会議（利用者の自宅にて）など
連携内容：①退院時の退院カンファレンスに関係者全員参加。②連絡調整方法は電話・FAX（同じ内容文をいっせいに送る）。在宅サービス中に直接訪問し、担当者と直接対話する。③それぞれの事業所でサービス計画書を作成する。作成された計画書は本人と家族、ケアマネジャーに送付される。④皮膚などに異常があれば、デイサービスからケアマネジャーに連絡が入り、訪問看護師と連携し受診につなげる。受診後は連携ノートなどに皮膚状態の記載をする。⑤かかりつけ医初回通院時にケアマネジャーが通院同行、在宅サービスの説明をする。⑥次男夫婦とケアマネジャーはメールなどで定期的に情報交換し、長男が主介護者として役割を果たせるように支援する。⑦検査入院が必要な時は、かかりつけ医から専門病院へ相談。⑧長男の介護力低下時はケアマネジャーが地域包括支援センターや市役所保健師、自立支援介護支援専門員と連携し対応する。

### 実践現場から

**退院時カンファレンスは必要**：本人・家族の意向と主治医から病状、病棟から生活状況など情報を関係者全員で聞き、「在宅に戻ってからの入浴をどうするか」「通院はどうするか」「リハビリテーションの継続は必要か」などを病院関係者と本人・家族・在宅サービス関係者は直接申し送りをする。人工呼吸器・中心静脈栄養（IVH：Intravenous Hyperalimentation）などのケースは「衛生材料・管理料をどこの病院でとるか」といったことが、在宅に帰ってから問題になることが多いので退院カンファレンスの時に打ち合わせておく。

**連携にはまとめ役が必要**：介護保険制度サービスを利用する時はケアマネジャーが介護保険サービス以外のサービス関係者（かかりつけ医・歯科・訪問看護・長男自立支援サービスに関わる市役所保健師・自立支援介護支援専門員と訪問介護事業所）を含めてサービス全体のかじ取りをする。

**利用者の健康状態に応じイニシアチブを発揮**：リハビリテーション個別プランはデイケアの理学療法士と言語聴覚士が立てる。そして、デイサービスや訪問看護で日常的に行うリハビリテーションの指示を出し、必要ならデイサービス・訪問看護のサービス利用中に自宅に出向くこともある。定期的な評価はデイケアで行う。自分から発信することが大事。体調が悪い時は訪問看護師、嚥下状態が悪い時は言語聴覚士と歯医者…など状況に応じて各専門職が積極的に発信できる体制も作る。

**連携ノート**：デイサービス・デイケア・訪問介護員・訪問看護師は急ぎの要件はケアマネジャーに連絡するが、その後の経過観察などは連携ノートなどに簡潔に記載する。連携ノートや排泄チェック表・血糖チェック表などを作り、デイサービスやデイケアに持参し、必要な時に記載する。地域によってはICT連携システムを利用する。

**事前に在宅サービスメンバーは顔を合わせる**：お互い顔を知っている相手となら電話連絡もしやすくなる。忙しくなると電話やFAX、メールが中心の連携になるため、相手の表情がどうなのかわからない。事前に顔合わせしておけば連絡しやすくなる。

**普段からのコミュニケーション**：連携や情報共有を持ってもらうため、状態が安定している時も定期的な近況報告は必要。

**専門病院の定期受診**：退院時に専門病院とかかりつけ医の受診方法を打ち合わせておく。この場合は医療連携室を経由する。

**アセスメント力**：本人の人生を「時間軸」で把握する。そうすることで本人のニーズを見つけ出し、目標（支援の目的）を設定できる。

**多職種で関わる理由**：それぞれの専門職から見た「本人像」は見え方が違う。見え方の違いを活かせるコーディネートが必要。

### 特に注意して連携した事項

連携は目的ではなく手段である。スムーズな連携を実現するには目的の共有と専門性を磨くことが必要である。結果を出せる専門職でなければ連携のパートナーにはなれない。「顔の見える関係」から「腕の見える関係」となり、結果の出せる在宅サービスを目指した。

（宮原由実）

## 6　難病・独居の方の在宅連携ケース
##   訪問看護ステーション、居宅介護支援事業所の実践から

### 施設概要

施設名：訪問看護ステーション
事業目的：1995年に開設し、小児からあらゆる年齢層の在宅療養者に24時間365日対応、訪問看護などを提供
構成員（職種別）：所長看護師1名、常勤看護師6名、非常勤看護師1名、理学療法士2名、作業療法士1名、言語聴覚士1名、事務員1名

### 対象者の背景

　Mさん（72歳、男性）、要介護5　疾患名：筋委縮性側索硬化症（ALS）
　上肢筋力低下から不調を自覚しALSの診断、3か月後に日常生活に介助を必要とし、10か月後に下肢筋力低下で活動制限、14か月後に嚥下機能低下で胃ろう造設、コミュニケーション困難、呼吸機能低下という、進行性の難病の独居の方を地域でどのように支え、連絡をとったかの一症例。
　一人暮らし、外国籍。神職として50年余り日本で暮らし、教戒師として聾唖者の手話教育に尽力された。コミュニケーション・手を使うことを仕事とし、居住地への愛着から日本で在宅療養を希望される。ケアマネジャーを中心にケアチームが構築された。
　上肢筋萎縮、筋力低下、挙上不可、手指動き鈍く、肩関節、肘関節、両手指痛がある。下肢筋委縮・筋力低下、起居介助。低い座面からは立ち上がれず、立ち上がりに高さが必要。言語はゆっくりなら可、嚥下は送りこみ困難、とろみ付けが必要。

### 介護・福祉関係者、関係施設

　訪問介護サービス（生活援助、食事準備、シャワー浴準備、緊急コールなど）、訪問リハビリテーション（機能評価・訓練、日常生活自立支援など）、福祉用具事業所（ベッド、マットレス、車椅子、昇降椅子、ポータブルトイレなど）、訪問看護ステーション（全身状態の観察・状態評価、清潔支援、排泄管理・支援、24時間対応など）、訪問診療（①病院地域療養支援、医師、看護師、理学療法士、作業療法士　②在宅訪問診療医）、訪問薬剤師（服薬管理・指導）、保健師、役所障害福祉課、配食サービス（食事の提供、安否確認）、社会福祉協議会（金銭管理補助など）、経費介護サービス（介護保険以外の生活支援）、ボランティア（メール介助）、教会メンバー、秘書（キーパーソン）、輸送サービス業者

### 訪問看護ステーション実践現場から

　病状の進行で介助量が増加し、家族の見守りがない状況では、フォーマルなサービスを特定疾患医療保険・介護保険の上限利用しても足りることはない。インフォーマルなサービスの充実が望まれる。
　サービス内容ごと、一箇所の事業所で賄いきれない状況で、複数の事業所・多数の人が関わっている。例えば、訪問介護は4事業所で20人以上のスタッフとなる。このケースをサポートする人が、総勢何人になるか把握できない。
　病状に応じ、入院した場合は退院前カンファレンスが企画される。関係機関が集まって話し合いがもたれ、各事業所に開催目的・日程の連絡が病院よりあり、ケアの方向性が話し合われる。在宅での担当者会議開催は、ケアマネジャーが内容に応じ参加者を招集し、大概は自宅で話し合いがもたれる。
連絡方法：共有・記録・連絡ノート、掲示板、写真、電話、FAX、MCNメディカルケアネット（タブレット端末を使用した医療介護情報共通システム）、キーボックス、緊急連絡通報
連絡内容：ADL、食事形態、食事摂取状況、姿勢、鎮痛剤投与、本人の体調や訴え、および対処

連携する事業所の1週間のスケジュール

| | 日 | 月 | 火 | 水 | 木 | 金 | 土 | |
|---|---|---|---|---|---|---|---|---|
| 7:00〜<br>8:30 | A | A | C | A | A | C | A | モーニングケア<br>食事・排泄 |
| 10:30〜<br>11:30 | D | メール<br>ボランティア<br>E | F<br>(作業療法士) | 有償<br>ボランティア | メール<br>ボランティア | E<br>(看護師) | E<br>(看護師) | |
| 11:30〜<br>12:30 | | A | A | メール<br>ボランティア | F<br>(作業療法士) | A | A | 食事・排泄 |
| 13:30〜<br>14:30 | A | E<br>(看護師) | 入浴サービス | E<br>(言語聴覚士) | A<br>有償<br>ボランティア | 入浴サービス | | |
| 16:00〜<br>17:00 | A | E<br>(看護師) | F<br>(看護師) | E<br>(看護師) | F<br>(看護師) | E<br>(看護師) | E<br>(看護師) | |
| 17:00〜<br>18:00 | | A | A | A | A | A | A | 食事・排泄 |
| 20:00〜<br>21:00 | B | B | B | B | A | B | A | |
| 23:00〜<br>巡回 | D | | | | | | D | 安全確認・<br>排泄 |
| 3:00〜<br>巡回 | D | | | | | | D | 安全確認・<br>排泄 |

連携事業所
A〜D:訪問介護事業所（D事業所のみ24時間対応）
E:訪問看護ステーション（看護師、理学療法士、言語聴覚士）
F:訪問看護ステーション（看護師、作業療法士）

### 連携・協働を振り返って

　日常的連携は、このケースにおいてはMCNの使用が一部の事業所のみという課題があり、タイムリーな連携に欠けた。結局、ケアマネジャーから事業所に一斉FAXと電話連絡が主力の情報共有と連携手段となってしまう。本人が独居で、進行性の疾患であることから代行業務が多くあり、ケアマネジャーの負担は範疇を超えてしまう。病状の不安定さから指示変更が頻回となる時、連絡・連携は煩雑を極み、難病の独居者を地域で支えることの難しさを痛感した。

### 特に注意して連携した事項

　「本人が住み慣れた地域にいたい」と意思表示された目的を共有すること。連携も目的を達成するための手段でしかないため、顔が見える関係、専門職は腕が見える専門性を高くする努力をすること。

（槇村明美）

## 7　地域リハビリテーション活動（1973～1994年）の事例

> **事例概要**
>
> 　本事例は1973～1994年の20年間で行われてきた地域リハビリテーション活動の報告例である。当時、「連携活動」として活動したのではなく、次々と異なる立場の人々の協力を得ながら、必然的に行われた連携活動であった。
> 　連携のキーパーソンは、保健師の斎藤アサ子氏（故人、守谷町役場・国保課）で、この活動は役場の奥のささやかな一室から始まったものである。
> 　この活動は、A群とB群の2グループとしたもので、A群には在宅訪問リハビリテーションで"寝たきりをつくらないカード方式リハビリテーション訓練"を、B群には理学療法、作業療法の訓練や作業活動に加え、年間行事や旅行、運動会などを行った。
> 　15周年を迎えた記念誌に載ったB群の皆さんの声には、身体の不自由さの中にもこのB群のプログラムによる人々とのつながり、コミュニケーションの機会、再起の希望、支援された人々への感謝の思いが綴られている。
> ※参考資料
> ・守谷町役場保健衛生課：15周年記念誌『リハビリテーションのあゆみ 守谷町』．守谷町役場保健衛生課，1988，pp13-16．
> ・矢谷令子：訪問リハビリテーション；茨城県守谷町における経験．総合リハ11：969-974，1983．

**守谷町リハビリテーションのあゆみ**

| 年 | 月 | 主なできごと | 年間開催回数 | 実人員 | 延人員 | 連携協力者 |
|---|---|---|---|---|---|---|
| 1973 | 9 | 第1回リハビリテーション活動開始（場所は役場の保健室を使用）<br>スタッフ：保健師2名、作業療法士・理学療法士各1名<br>送迎は家族で行う | 5 | 14 | 62 | 保健師　理学療法士　作業療法士　家族 |
| 1974 | 1 | 関係者（対象者・主治医・役場役員）に1973年度の活動報告（以後定例行事）<br>送迎は役場の軽自動車でピストン輸送 | 8 | 31 | 101 | 医師　役場　厚生課　運転手 |
| 1975 | 2 | 患者同士の連絡網のため、町の4地区に代表者を選出<br>年始の新年会開始 | 20 | 32 | 356 | |
| | 5 | 集団による訓練で促進するため、患者による「自力更生会」の発足<br>自力更生会初代会長に鈴木清治氏が就任<br>送迎の件で町に陳述書を提出する | | | | |
| | 7 | 集団訓練を、新設された「老人福祉センター白寿荘」にて開始<br>患者の交通の便が問題となり、町でタクシー代が予算化され、タクシー送迎となる<br>白寿荘嘱託医の染谷鶴寿先生、リハビリテーションも兼任となる | | | | タクシー会社 |
| 1976 | 4 | 水海道保健所長、保健師の協力を得、集団リハビリテーション活動継続 | 20 | 36 | 412 | 医師　保健所長 |
| | 5 | 春の野外訓練開始（清水公園） | | | | |
| | 11 | 集団訓練に作業療法開始<br>守谷町健康と明るい町づくりの組織づくり開始（このリハビリテーション活動は、町の成人病対策の組織づくりの一環とされた）<br>集団訓練参加のための交通の便は、タクシーから白寿荘のマイクロバスになる | | | | 役場<br>老人福祉センター |
| 1977 | 3 | 脳卒中ケース87名に対し、病歴、現症を中心とした訪問調査 | 23 | 30 | 398 | |

| 年 | 月 | 主なできごと | 年間開催回数 | 実人員 | 延人員 | 連携協力者 |
|---|---|---|---|---|---|---|
| 1978 | 4 | 保健師3名となる | 19 | 34 | 359 | |
| 1979 | 5 | 座談会「脳卒中リハビリテーションを地域にひろめて」生活教育23巻5号 | | | | |
| 1979 | 10 | 集団訓練による初めての運動会開始 | 24 | 33 | 476 | 役場助役参加 |
| 1980 | 12 | 自力更生会二代目会長に長田照吉氏が就任 | 19 | 36 | 445 | |
| 1981 | 4 | ボランティア8名の協力を得る（一回に2名ずつ交代） | | 37 | 558 | 町内ボランティア |
| 1982 | 6 | 筑波大学医学生実習始まる<br>目的：在宅身障老人の地域看護及び生活状態を知る<br>方法：家庭訪問による質問紙法面接調査、万歩計による生活活動量の測定 | | 38 | 732 | 実習生 |
| 1983 | 4 | 送迎用マイクロバスが2台となる | | 46 | 702 | |
| 1984 | 3 | ボランティアとの会議を開く（以後毎年一回開催） | | 47 | 706 | |
| | 5 | 自力更生会第一回総会を開く | | | | 役場町長参加 |
| | 6 | 筑波大学医学生実習（内容は1982年と同じ） | | | | |
| | 10 | 従来の運動会が広域合同運動会となる（七ヶ市町村） | | | | 七ヶ市町村 |
| 1985 | 6 | NHKの取材があり、9月2日のNHK特集（ザ・デイ）で放映<br>自力更生会三代目会長に鈴木祐次氏が就任 | | 46 | 724 | NHK |
| | 9 | 個人プログラムに沿った個人訓練を開始する<br>作業療法の本格化 | | | | |
| | 10 | この頃より一年間にわたり、NHKでの放映の反響で各地域から視察がある<br>障害者用リフトバスが一台追加される | | | | |
| 1986 | 4 | 保健師4名となる | 24 | 50 | 51 | |
| 1992 | | 国立療養所東京病院付属リハビリテーション学院作業療法科生ボランティア訓練参加 | | | | ボランティア学生 |
| 1994 | | 理学療法士・作業療法士の参加終了<br>地元病院のセラピストにつなぎ、全面保健センター保健師の活動となる | | | | |

（矢谷令子）

# 8 私のIPE体験

### 連携総合ゼミに参加して

　私は新潟医療福祉大学の保健医療福祉連携科目として4年次に開講されている「連携総合ゼミ」を受講した。連携総合ゼミでは、保健・医療・福祉におけるチームアプローチを学ぶだけでなく自分の専門であるソーシャルワーカーの役割とは何なのか、改めて考えさせられる機会となった。

　支援策を考えていくうえでまず驚いたことが、対象者のQOLを一番に考えるといった視点ではどの職種も一致していたことである。身体機能や疾患に関する専門知識があるのにもかかわらず、どの学生もまずは対象者がよりよい生活を送るための支援を考えており、皆が同じ入口からスタートできたことを私は嬉しく感じた。

　チームによる支援策の策定はスムーズに進み、まずは対象者とその環境にある問題点を提起していき、それに対して各専門職がどのようなアプローチができるかを考えていった。この過程で多職種の詳しい役割を勉強する機会となり、自分の専門職の役割についても改めて深く考えることができたと思う。また、問題点や支援策を共有することで、チーム皆で支援をしていくという一体感も生まれ、この点はチームアプローチの良い点であると感じた。

　支援策をまとめる段階では、情報共有について議論がなされたが、特に緊急時、忙しい現場の中でどのように情報を共有するかということについて話し合った。また、実際の現場においては職種間の信頼関係の形成は不可欠だと思われるが、今回は学生の立場での支援策検討だったので、チーム内で皆がお互いを尊重しあい対等に話し合いを進めることができ、支援策を上手くまとめることができた。現実には、各職種が働きながら多職種間で情報を共有したり信頼関係を築いていけるのかどうかは容易なことではないと思う。

　チームアプローチを行うには課題も存在するが、対象者にも支援者にも優れた支援方法であることを実感した。連携総合ゼミに参加したことにより、将来、このようなチームアプローチを実践できたらと思う。今回の経験を活かし、今後は自分の目指すソーシャルワーカーの専門知識や技術の向上に努めていきたいと考えている。

### 現在の職場について

**勤務先**：障害者支援施設
　障害者の施設入所支援、生活介護や短期入所などの通所支援を行っている。対象は主に身体障害の方で、利用者の95％ほどが車椅子で生活されている方である。実態としては身体・知的・精神の複合障害の方がほとんどである。
**職種**：介護員として、現在の施設に勤務。日常生活の介護や生活全般に関わる支援を行っている。
**主に関わる他職種**：管理栄養士、看護師、そして機能訓練を担う職種として当施設には作業療法士が配置されている。

### 学生時代のIPEを振り返って（卒後5年目の報告）

・学生時代にIPEを受けたことで、他職種の役割に対する理解が深まった。
・他学科の学生に職種や役割について気軽に質問や疑問を投げかけて議論できる環境があった。その経験が現在も生きており、他職種に些細なことでも質問や疑問を投げかけやすい。
・他職種の役割の理解が深まったことで、利用者支援において課題が出た際に他職種が必要としている情報などがある程度分かり、情報の収集や状況報告がしやすい。
・IPEを通して、自分の職種の役割も学ぶことができた。現場に出てもそれを活かし、他職種や利用者の間に立つことに対して抵抗なく対応できた。
・IPEで出会った仲間とは現在でも連絡を取り合っており、自身の働く現場にいない職種からも自身の仕事での課題を事例として提示し、アドバイスをし合うといったことができている。
・IPEを通して、社会に出てチームアプローチを実践したいと思った。その思いが自分の視野を広げている。現在勤務している施設のみならず、さまざまな現場を経験したいという思いがあるが、それもIPEを受けたからこその思いである。

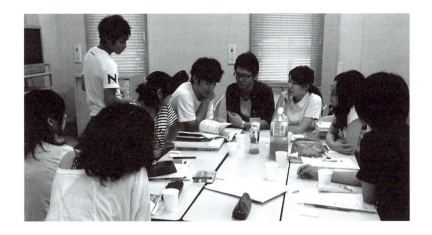

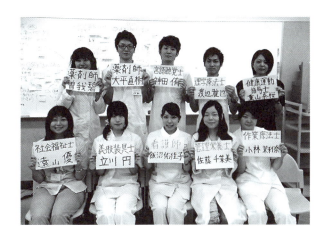

| 教員からのチェックポイント（矢谷令子） |
|---|

＊「学生時代のIPEを振り返って」より
・学生は社会福祉学科4年生で、受講した科目は「連携総合ゼミ」
・学んだことは、チームアプローチであり、ここで改めてソーシャルワーカーの役割について考えた
・対象者の支援を考えていく中で職種の違う全員が対象者のQOLを考えるという点で一致していたということに気付いた
・どの学生もまずは対象者がよりよい生活を送るための支援を考えるという入口が一致していたということに気付いた
・対象者とその環境にある問題点を提起し各自のアプローチを考えた
・多職種の役割を学んだ
・改めて自分の役割についても深く考えた
・問題点・支援策の共有を得た
・一体感が生まれた←これが連携アプローチの良い点と感じた
・支援策のまとめから、特に緊急時、忙しい時の情報共有の難しさを感じた。職種間の信頼関係の不可欠さを主張している
・お互いの尊重があり対等に話し合えたから支援策が検討できた
・多職種間での情報の共有、信頼関係の築きの難しさの自覚も生まれた

（遠山　優）

## 9　看護基礎教育におけるIPEの実践

　急激な高齢化により複雑で困難な健康問題にチームで取り組む機会が急速に増加し、さらに医療の高度化・複雑化に伴い医療の安全性と質の保証への要求水準が高まり、医療・介護従事者の業務が増大してきている。そのような中、より質の高いケアを実現するため保健・医療・福祉に従事する多種多様なスタッフが、各々の高い専門性を前提に、目的と情報を共有し業務を分担しつつも互いに連携し補完し合い、患者や高齢者の状況に対応したサービスを提供するためのチームケアが推進されている。

　保健・医療・福祉関連職を養成する教育機関においては、チームケアを推進する人材を育成するためのIPEをカリキュラムに組み込んでいる。IPEとは、他の職種の役割や専門性、また自身の職業の専門性や責任を理解するための教育のことで、複数の領域の専門職者が連携およびケアの質を改善するために、同じ場所で共に学び、お互いから学び合いながら、お互いのことを学ぶものである。

### (1) IPE実践事例

　A大学は保健医療学部（看護学科・栄養学科）、短期大学部（生活学科・アートデザイン学科）を持つ地方の小規模私立大学である。学部学科の編成からIPE/IPC（IPW）モデルに沿った教育は困難であるが、大学の教育理念に応じた多職種連携教育における教育目標を設定し、各領域での教育カリキュラムに基づく科目および実習を、利用者の包括支援を目的とする多職種連携の現場、さらに地域の施設・関係機関間との連携を図り展開している（図1）。

　看護学科・栄養学科1年次の「早期体験合同臨地実習」では各職種の役割・機能を学び、4年次の「合同臨地実習」では、多職種連携の学習目標を設定し病院におけるチーム医療、

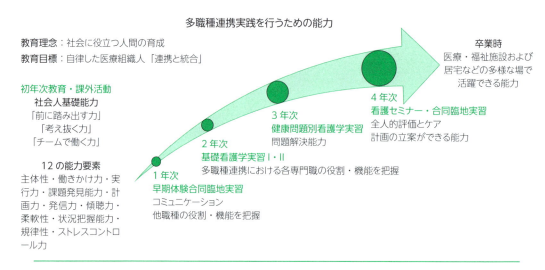

図1　系統的段階的な実習と到達目標

また保健・医療・福祉組織で多職種連携における各専門職の役割・機能を学習できるよう学科横断的な連携教育を行っている。図2における「①地域」では全学科、全学年の学生が、市や医療福祉施設の職員による講義を、現地や学内で課外講座（認知症サポーター講座など）として聴講し、地域ボランティアに積極的に参加している。

図2において「①地域」「②施設」「③病院」が重複している部分は、学部・学科合同の臨地実習であり、1年次は「早期体験合同臨地実習」、4年次は「合同臨地実習」としている（必修の各1単位）。自らが専攻する職種と異なる多くの専門職に追従し、学ぶことができるよう計画してある。看護学科ではこれら合同の臨地実習とは別に看護教育カリキュラムに基づき、看護学科単独で「①地域」「②施設」「③病院」での実習も行っている。

専門を超えた1年次の「早期体験合同臨地実習」、4年次の「合同臨地実習」においては、教員も自らの専門とは異なる学習内容の指導に当たることになる。各学科の実習指導担当教員には「到達目標、学習内容・方法、評価」を共有するために頻回の打ち合わせ・FD、病院・施設の研修などの事前準備と、他専門の領域と連携することができる能力が要求される。看護学科3年次の「健康問題別看護学実習（在宅看護学実習）」、看護学科4年次の「看護セミナー」においては、地域における多職種連携を学ぶために地域包括支援センター、居宅支援事業所小規模多機能型介護施設、訪問看護ステーションなどの複数の施設で、在宅療養生活を送る対象者の特徴や多職種連携の方法を学び、在宅ケアシステムや社会資源の活用・調整方法について学習ができるよう実習を設定した。

大学進学率が50％を超え、大学の大衆化が進む中、大学生の学力低下が大きな課題になっていることに加えて、入学前に身につけておいてほしい「社会人基礎能力」も足りない状態で入学してくる学生がほとんどである。何よりも多職種連携は、患者利益の最大限の確保という共通の目的を持つ「リソース・パーソン」を有効に活用し、また活用される

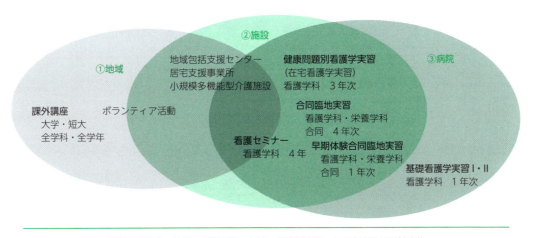

図2 地域の施設・機関間における学科合同による実習と課外活動

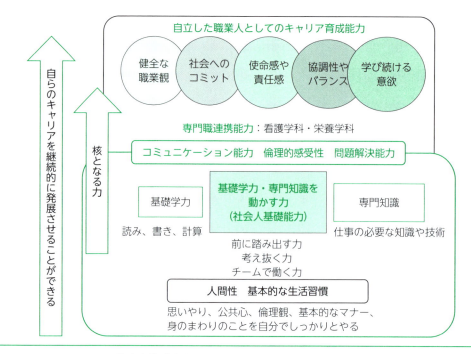

図3　社会人基礎能力と専門職連携実践を行うための能力を育成

存在となることが重要となる。専門職間の協働を実践するための「専門職連携実践能力」（図3）の基盤となるものは「社会人基礎能力」であり、多職種連携は全学年にわたる体系的、段階的な教育カリキュラムの実施が必要となる。

## （2）看護学科在宅看護学実習概要（表1）

　在宅看護の特徴は、対象となる人々とその家族の「生活」の場で看護を展開するという点にある。そのため、人々がそれぞれに持つ生き方、生活、健康に対する価値観や主体性を尊重しながら、自立支援や自己決定という視点を持ち、療養生活の質の向上と療養生活の維持が在宅看護の目的となる。

　在宅看護学実習では、在宅療養生活を送る対象者の特徴や支援方法を学ぶとともに、在宅ケアシステムや社会資源の活用・調整方法について理解する。

　今後教育効果（アウトカムズ）の検討を計画している。

　連携教育では、何を教えたかではなく、学生は何ができるようになったか、何を学習したのかという効果を測定するアウトカムズが重要である。教育を行う教員には、実践的指導能力が求められ、多職種連携をよく知っている必要がある。到達度評価を取り入れた教育では、教員は、授業計画において何を、どこまで、どのように教えるかを明確にすることが求められ、教員にとって教育の能力開発（FD）活動の充実が必要である。

表1　在宅看護学実習評価表

| | 実習目標 |
|---|---|
| 対象の理解 | 1. 療養者の疾病や障害、それらが生活に及ぼす影響が理解できる<br>2. 療養者とその家族がおかれている特徴的な療養状態について理解できる<br>3. 療養者と家族のライフステージと生活歴、生活課題が理解できる<br>4. 療養者と家族の個別で多様な価値観、生活信条、生活様式が理解できる<br>5. 療養者にとっての家族システム、家族の意味が理解できる |
| 看護の展開 | 6. 療養者と家族の健康問題、生活障害の援助に必要な情報の収集ができる<br>7. 療養者と家族の健康問題・生活障害、介護力のアセスメントできる<br>8. 個別のニーズを明確にし、療養者と家族の生活の自立及びQOLに配慮し、療養生活の維持に向けた援助が立案できる<br>9. 家族の介護負担に配慮し経済的で安全な援助計画の立案と評価がわかる<br>10. 在宅看護における看護の場の違いと看護の特徴が理解できる<br>11. 医療や看護を継続し、療養生活を送るための自己決定の支援、療養者・家族の意向を踏まえたマネジメントとその機能、調整について理解できる<br>12. 療養者とその家族の生活を支援する社会保障制度及び社会資源の活用方法が理解できる<br>13. 訪問看護ステーション及び在宅ケア関連施設の役割・機能について理解できる<br>14. 地域包括ケアシステムにおける、関係機関及び在宅ケアチームの連携・協働の重要性が理解できる<br>15. 在宅ケアチームにおける看護職の役割、人権の尊重について理解できる<br>16. 療養者の権利の擁護、人権の尊重の重要性について理解できる<br><br>〈実習の態度〉<br>17. 専門職としての自覚を持ち積極的・主体的に実習に取り組むことができる<br>18. 看護学生としての身だしなみや言葉遣いに注意し、責任ある行動がとれる<br>19. 自己の健康管理ができる<br>20. 時間を厳守できる |

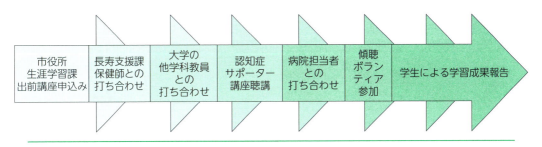

図4　認知症サポーター講座の導入と課外活動（ボランティア）

　2015年5月12日の看護の日には、近隣の病院において、看護学科2年生と4年生が学年を超えて傾聴ボランティアに参加した。ボランティア参加に先立ち学習や実習経験の少ない2年生に、4年生が「傾聴ボランティア」に必要な知識や注意を指導し（ピアラーニング）、実際の場面では2年生と4年生の二人ペアで傾聴し、学びを在宅看護概論の授業で発表した（図4）。

　A大学の特徴による教育条件に応じた、領域横断、学年縦断、病院・施設・地域との関わりの中で、体験的、実感的に学生が連携を学び、その学びを高齢化率38％の過疎の地域

（A大学が立地する地域）に還元していくという、相互にメリットをもたらす学生育成を図る努力をしている。

　保健・医療・福祉はもともと多くの領域の異なる専門職により担われてきた。

　従来それぞれの専門職は独自の知識・技術と教育システムを持ち、一定の排他的世界を構築してきた。近年の状況に、このような従来型の専門職のあり方では、適切な対応ができないことは明らかであり、高齢者や患者・家族を中心とし、多くの専門職種が「協働」「連携」し「補完」し合いながら的確に対応するためのケアチームやシステムの構築が望まれている。

　そのため保健・医療・福祉専門職に必要な教育として、IPEの観点からそれぞれの専門職の特異的な目標（従来教育されてきた知識、技術、態度）、専門職で共通の目標（専門職で共有する医療内容を支える知識、技術、態度）、全ての専門職に必要な基礎的能力（チームワーク、役割と責任、コミュニケーション、自己決定型学習とリフレクション、全人的アプローチ、倫理的思考）の育成をしていかなければならない。

　これらは卒後、生涯にわたり専門職として成長していくためのIPEの基盤となるものである。

（木部美知子、鈴木裕子）

# 10　介護福祉教育指定科目「介護過程」の実践から

## (1) 介護福祉士養成教育の概要

　介護福祉士は、1987年に成立した「社会福祉士及び介護福祉士法」において、「専門的知識及び技術をもって、身体上又は精神上の障害があることにより日常生活を営むのに支障がある者につき心身の状況に応じた介護（喀痰吸引その他のその者が日常生活を営むのに必要な行為であって、医師の指示の下に行われるもの（厚生労働省令で定めるものに限る。以下「喀痰吸引等」という）を含む。）を行い、並びにその者及びその介護者に対して介護に関する指導を行うこと（以下「介護等」。）を業とする者をいう」と規定された介護の専門職である。

　その養成教育の内容は、主に「人間と社会」「介護」「こころとからだのしくみ」の3領域で構成されている。「人間と社会」においては、生命倫理や社会制度に関することを、「こころとからだのしくみ」においては、心身の健康や障害に関することを、「介護」においては、介護の基本的な知識や技術から実際の介護場面における実践までを学ぶ。ここでは、「介護」領域での指定科目である「介護過程」の教育実践において多職種連携をどのように教育しているのかを、筆者の実践を一事例として示す。

## (2) 介護福祉士養成指定科目として誕生した「介護過程」

　「介護過程」は、それまで「介護概論」や「介護技術」の科目の中で教育されていたが、2007年の制度改革によって新たな科目として誕生した。「介護過程」の主な教育目標は「介護計画を立案し、適切な介護サービスの提供ができる能力を養う学習とする」とされており、介護過程の展開とチームアプローチが中心的なテーマとなっている。

　チームアプローチについては、ケースカンファレンスやサービス担当者会議、他の職種との連携が学習項目として挙げられており、実際の介護の場において情報と目標を共有することの重要性と、そのために必要な連携方法を学ぶことが求められている。

## (3)「介護過程」授業構成の一次例

　筆者は、本科目誕生よりこれまで「介護過程」の科目を担当してきた。指定科目として示されている内容を150時間の時間配分の中でどのように教育すべきか、試行錯誤を続けてきたが、表1は実施してきたシラバスの一部である。

　連携について学ぶ2年後期には、図1のような課題に取り組むことによって介護福祉士が活躍する場と他職種と連携する場を明らかにする。図2には解答例を示している。これは介護福祉士が生活支援の専門職であることを示しているが、医療的なニーズ（喀痰吸引、経管栄養など）に対応する場合もあり、そのような状況においては解答例の内容も異なるものになる。こうした課題に取り組むことで、介護のニーズは、医療と生活支援が統合されたものであり、医療と福祉が連携して利用者の生活を支えるということを自覚して学ぶ。

　また、模擬カンファレンスを行って、実際の連携の場における介護専門職としての役割

表1 「介護過程」シラバス（例）

| 学年 | 学期 | 時間 | 回数 | 内容 |
|---|---|---|---|---|
| 1年 | 後期 | 30 | 15 | ・情報：自分や実習で出会った人の生活に関する情報を収集してコード化しコーティングを行い、生活領域の類型化を試みる<br>・気付き：自分史や高齢者などの手記を用いて、生活領域の中での事象の理由、原因、予測を考える |
| 2年 | 前期 | 30 | 15 | ・問題解決思考：情報を収集、整理、分析する手法を学ぶ<br>・問題解決思考法と介護過程：問題解決思考法を介護過程の思考法に援用する方法を学ぶ<br>・多職種連携：介護過程においてともに目標を共有する専門職との連携方法を学ぶ |
| 2年 | 後期 | 30 | 15 | ・個別援助計画作成：実習で出会った利用者を事例として取り組む<br>・事例検討：パーキンソン病や脳梗塞後遺症、脊髄損傷の人の事例を用いて、障害をもっている人の生活支援のための介護過程を展開する<br>・介護過程と他の職種との連携：介護保険制度における介護サービスの種類と従事する専門職との連携について調べる<br>・会議演習：他職種との連携場面であるサービス担当者会議における情報収集及び提供方法などについて学ぶ<br>・介護実習において実践する介護過程についての準備 |
| 3年 | 前期 | 60 | 30 | ・実習において取り組んだ介護過程を検証し、そのプロセスを振り返り、考察して報告書を作成する。実施した介護過程の内容をパワーポイントでプレゼンテーションする<br>・報告書の作成および発表会の企画・運営については、委員会制度を設けて自主的に企画、運営、実施する |

を学んでいるが、その前に、会議における基本的な社会人としてのマナーを学ぶところから始める。たとえば、利用者や他職種と最初に挨拶する時には、起立をして挨拶をすることや、名刺交換をする時にも起立して職名とフルネームを名乗ってから名刺の受け渡しをすることなどである。このような行為を練習したうえで、カンファレンス参加者の役割や、その場での発言や方法についてロールプレイを行い、その体験から他職種と情報や目標を共有するためにはどのようなことが必要であるかを検討する内容としている。

### (4) 介護福祉士教育における連携教育の意義

　介護福祉士は、心身の状況に応じた介護を実践する専門職である。その目的は、介護保険法の目的にもあるように、利用者の尊厳の保持と、その有する能力に応じた自立した日常生活の営みの実現である。この目的を達成するためには、ADLとIADLのできないところを支援するだけではなく、利用者の力を引き出して、自分らしく生きていくことを支援することが必要である。利用者が自分らしく生きていくことを実現するためには、健康面や生活面で連携して支援する医療と福祉の専門職の存在が不可欠である。

　本科目においては、専門職連携の必要性を学びその中での自らの位置と役割を明らかにして、チームとして介護に取り組む姿勢を醸成することを目的に学び進めている。

（岡田　史）

問1. 各居宅サービスに配置される専門職の職名と役割を各種サービスの名称の下に記入してください。
問2. 問1で記入した「専門職」と中央の「利用者」との関係を医療的・その他のニーズに基づく場合は緑色で、生活のニーズに基づく場合は黒色で結んでください。

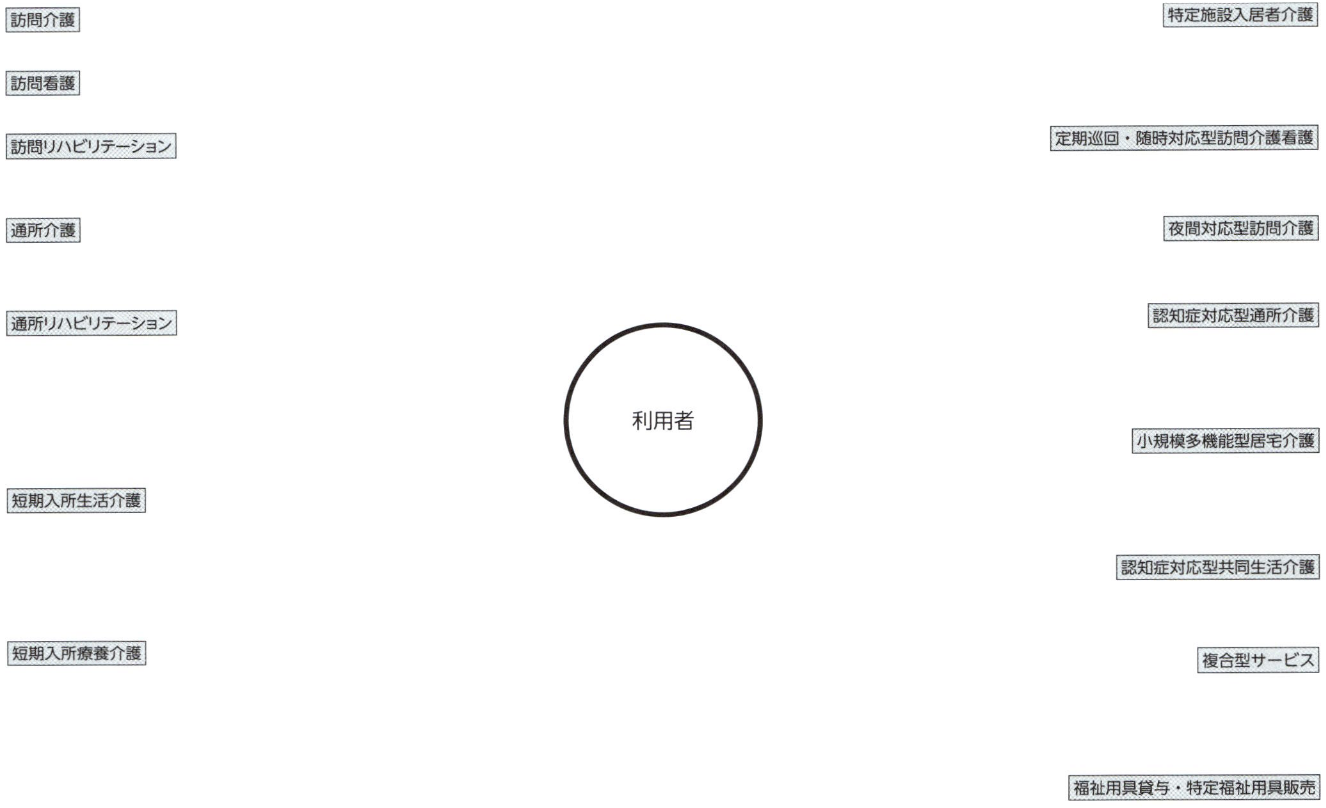

特定施設入居者介護
定期巡回・随時対応型訪問介護看護
夜間対応型訪問介護
認知症対応型通所介護
小規模多機能型居宅介護
認知症対応型共同生活介護
複合型サービス
福祉用具貸与・特定福祉用具販売

利用者

訪問介護
訪問看護
訪問リハビリテーション
通所介護
通所リハビリテーション
短期入所生活介護
短期入所療養介護

図1 介護過程（多職種連携）

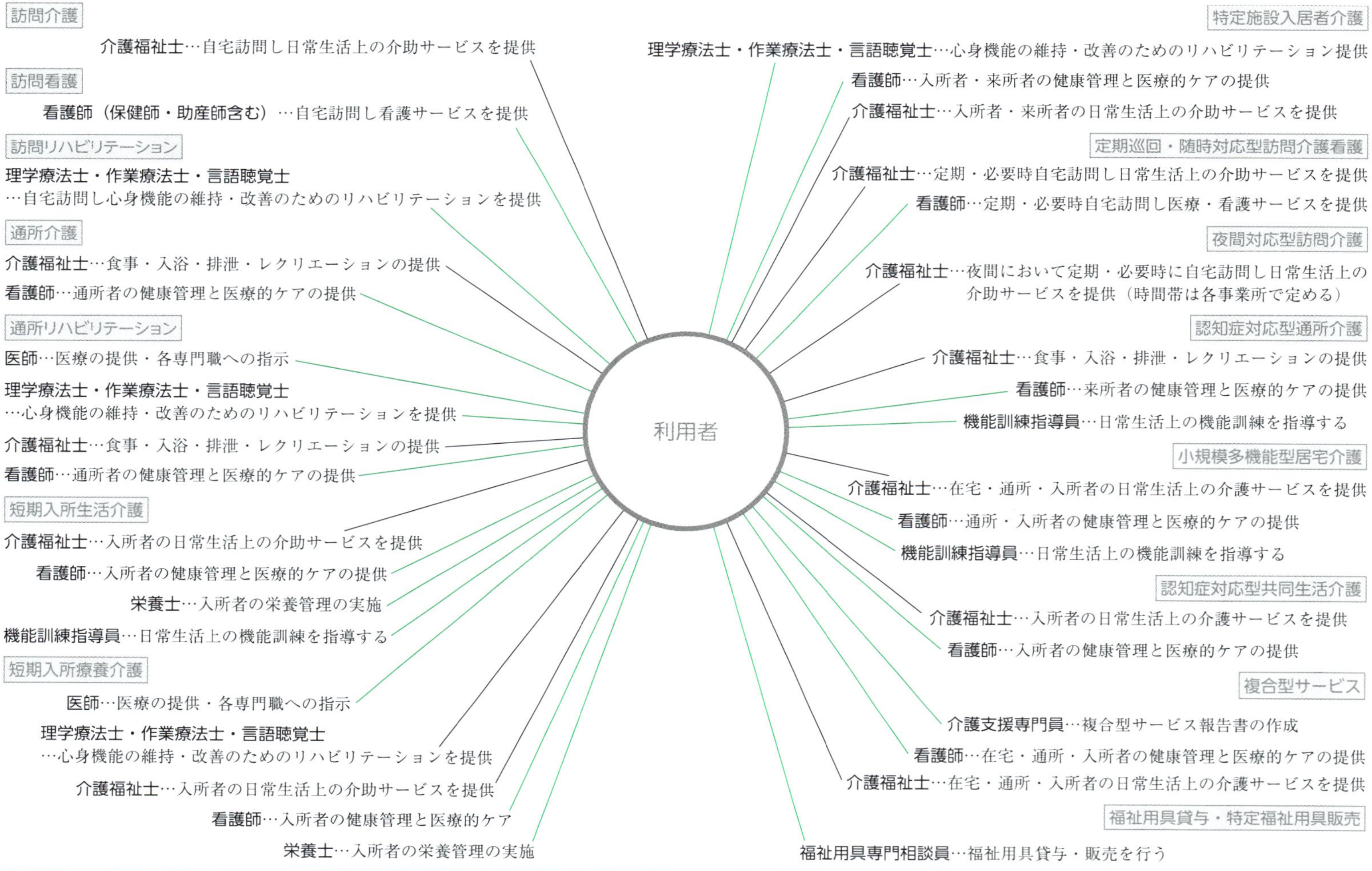
訪問介護
介護福祉士…自宅訪問し日常生活上の介助サービスを提供
訪問看護
看護師（保健師・助産師含む）…自宅訪問し看護サービスを提供
訪問リハビリテーション
理学療法士・作業療法士・言語聴覚士
…自宅訪問し心身機能の維持・改善のためのリハビリテーションを提供
通所介護
介護福祉士…食事・入浴・排泄・レクリエーションの提供
看護師…通所者の健康管理と医療的ケアの提供
通所リハビリテーション
医師…医療の提供・各専門職への指示
理学療法士・作業療法士・言語聴覚士
…心身機能の維持・改善のためのリハビリテーションを提供
介護福祉士…食事・入浴・排泄・レクリエーションの提供
看護師…通所者の健康管理と医療的ケアの提供
短期入所生活介護
介護福祉士…入所者の日常生活上の介助サービスを提供
看護師…入所者の健康管理と医療的ケアの提供
栄養士…入所者の栄養管理の実施
機能訓練指導員…日常生活上の機能訓練を指導する
短期入所療養介護
医師…医療の提供・各専門職への指示
理学療法士・作業療法士・言語聴覚士
…心身機能の維持・改善のためのリハビリテーションを提供
介護福祉士…入所者の日常生活上の介助サービスを提供
看護師…入所者の健康管理と医療的ケア
栄養士…入所者の栄養管理の実施
利用者
特定施設入居者介護
理学療法士・作業療法士・言語聴覚士…心身機能の維持・改善のためのリハビリテーション提供
看護師…入所者・来所者の健康管理と医療的ケアの提供
介護福祉士…入所者・来所者の日常生活上の介助サービスを提供
定期巡回・随時対応型訪問介護看護
介護福祉士…定期・必要時自宅訪問し日常生活上の介助サービスを提供
看護師…定期・必要時自宅訪問し医療・看護サービスを提供
夜間対応型訪問介護
介護福祉士…夜間において定期・必要時に自宅訪問し日常生活上の
介助サービスを提供（時間帯は各事業所で定める）
認知症対応型通所介護
介護福祉士…食事・入浴・排泄・レクリエーションの提供
看護師…来所者の健康管理と医療的ケアの提供
機能訓練指導員…日常生活上の機能訓練を指導する
小規模多機能型居宅介護
介護福祉士…在宅・通所・入所者の日常生活上の介護サービスを提供
看護師…通所・入所者の健康管理と医療的ケアの提供
機能訓練指導員…日常生活上の機能訓練を指導する
認知症対応型共同生活介護
介護福祉士…入所者の日常生活上の介護サービスを提供
看護師…入所者の健康管理と医療的ケアの提供
複合型サービス
介護支援専門員…複合型サービス報告書の作成
看護師…在宅・通所・入所者の健康管理と医療的ケアの提供
介護福祉士…在宅・通所・入所者の日常生活上の介護サービスを提供
福祉用具貸与・特定福祉用具販売
福祉用具専門相談員…福祉用具貸与・販売を行う

図２　介護過程解答例

# 索引

**[数字、欧文]**

2次予防事業対象者　88
AP　→アドミッション・ポリシー（AP）の項を参照
ATBH（All Together Better Health）　68
ATHT　70
Biggsの3Pモデル　66，67
CAIPE　66
CIHC　69
CP　→カリキュラム・ポリシー（CP）の項を参照
CVポート　92
DP　→ディプロマ・ポリシー（DP）の項を参照
FD　→大学教員資質開発（FD）の項を参照
GIO　→一般教育目標（GIO）の項を参照
GPA　4，69
　　f──　4
IAQ　70
IEPS　69
IL運動　37
ILC　37
IPE
　　──評価の企画　66
　　──評価の研究方法　68
　　──評価の実施　67
MCNメディカルケアネット　98
OJT　→オン・ザ・ジョブ・トレーニング（OJT）の項を参照
PDCA　3
　　──サイクル　3，88
RCT　→ランダム化比較試験（RCT）の項を参照
RIPLS　69
RUMBAa　24
SD　74

**[あ]**

アセスメント　75，97
アドミッション・ポリシー（AP）　3，14，16
あん摩マッサージ指圧師　6

**[い]**

医師　6
一般教育　2
一般教育目標（GIO）　23
　　──サンプル　51
移動介護従業者（ガイドヘルパー）　7
医療ソーシャルワーカー　6
胃ろう　98
インフォームドコンセント　91

**[う]**

腕の見える関係　96

**[え]**

栄養士　6

**[お]**

主な保健・医療・福祉専門職　6，7
音楽療法士　7
オン・ザ・ジョブ・トレーニング（OJT）　89

**[か]**

介護過程　109
　　──シラバス　110
介護支援専門員（ケアマネジャー）　7，89
介護食士　7
介護福祉士（ケアワーカー）　7，110
　　──の養成教育の内容　109
顔の見える関係　97
学士課程教育の改革　16
学習計画書　22
学習目標　22，23
　　──の分類　25
学術基礎教育　11
仮想事例用データベース　62
カリキュラム　16，17，21
　　──検証　17
　　──構成作成のポイント　18
　　──構成の図式　15
　　──プランニング作成用紙　20
カリキュラム・ポリシー（CP）　3，14，16
環境整備　96
看護師　6
　　准──　6
管理栄養士　6

**[き]**

キーパーソン　90
義肢装具士　6
基礎ゼミⅠ　53
　　──授業計画表　56，57
基礎ゼミⅡ　53
　　──授業計画表　60，61
救急救命士　6
きゅう師　6
教育効果　106
教育の根本　36
教育の目ざす人間像　35

教員
　　　——資格　1
　　　教育系——　4
　　　実務家——　4
教養学部の解体　11，13
居宅介護支援　96，97

[く]
訓育　35

[け]
ケア会議　94
ケアプラン　90
傾聴の姿勢　93
健康運動指導士　7
健康管理士一般指導員　7
言語聴覚士　6

[こ]
コア・カリキュラム　42，43，44
　　　——委員会　46
　　　——科目群　47
　　　——の配置　44
　　　——ヒアリングスタディ　46
公的資格　7
高等教育　2
行動目標（SBO）　21，23，24
　　　——サンプル　51
コーオプ教育　4
国家資格　7
ゴミ屋敷　96

[さ]
在宅
　　　——看護学実習　106
　　　——看護の特徴　106
　　　——看護評価表　107
　　　——看取り　92，93
作業療法士　6

[し]
歯科
　　　——医師　6
　　　——衛生士　6
　　　——技工士　6
児童福祉司　6
視能訓練士　7
社会人基礎能力　104，105，106
社会福祉士　6
社会福祉主事　6
柔道整復師　6
授業概要　21

授業計画　21，49
手話通訳士　7
情意領域　25，26
障害者職業生活相談員　7
褥瘡　92
　　　——予防マット　92
助産師　6
シラバス　21，49
　　　——サンプル　51
　　　——の意義と役割　49
身体拘束　89
身体障害者福祉司　7

[せ]
精神運動領域　25，26
精神保健福祉司　7
専修学校　2
専門学習の意味　12
専門教養科目　11，12，13，36
専門教養教育　35

[そ]
総合ゼミ　54，58

[た]
退院カンファレンス　97
大学改革　14
大学教員資質開発（FD）　13，74
大学設置基準の大綱化　3，11，13
多職種連携協働　33
縦割り　37

[ち]
地域ケア会議　89
地域包括支援センター　88，89
　　　——介護予防事業　88
　　　——継続的包括的ケアマネジメント
　　　——権利擁護事業　88
　　　——総合相談事業　88
知育　35
チーム医療　37
チームワーク　37
知的障害者福祉司　6

[て]
ディプロマ・ポリシー（DP）　3，14，16

[と]
当事者　91
徳育　39

[に]
新潟医療福祉大学
　　　――のカリキュラム例　42
　　　――における連携教育採用の経緯　53
認知症ケア
　　　――専門士　7
　　　――指導士　7
認知領域　25, 26
任用資格　7

[は]
廃用性症候群　89
はり師　6

[ひ]
ピア・ラーニング　107
病人を診る　39

[ふ]
福祉住環境コーディネーター　7
福祉用具専門相談員　7

[ほ]
訪問介護員（ホームヘルパー）　7
訪問看護　90, 91
保健・医療・福祉基礎科目群　43
保健師　6

[み]
民間資格　7

[や]
薬剤師　6

[よ]
要支援認定者　88

[ら]
ランダム化比較試験（RCT）　69

[り]
理学療法士　6
リカレント教育　2
リソース・パーソン　105
リハビリテーション　36
　　　医療的――　36
　　　社会的――　36
　　　職業的――　36
　　　――の定義　36
リフレクションセミナー　19, 20
リベラルアーツ　2
臨床教育　17
臨床実習　26
臨床心理士　7

[れ]
連携
　　　――の基本事項　32
　　　――ノート　97
　　　――力を培う基本事項　33
連携総合ゼミ　62, 102, 103

装幀…どいちはる

ラーニングシリーズ IP（インタープロフェッショナル）
保健・医療・福祉専門職の連携教育・実践
②教育現場でIPを実践し学ぶ

2018年3月27日　初版第1刷発行 ⓒ

編　著　者　　矢谷令子
　　　　　　　　やたにれいこ
発　行　者　　中村三夫
発　行　所　　株式会社 協同医書出版社
　　　　　　　〒113-0033 東京都文京区本郷3-21-10
　　　　　　　電話03-3818-2361　ファックス03-3818-2368
　　　　　　　郵便振替00160-1-148631
　　　　　　　http://www.kyodo-isho.co.jp/　　E-mail：kyodo-ed@fd5.so-net.ne.jp
D　T　P　　Kyodoisho DTP Station
印刷・製本　　横山印刷株式会社

ISBN978-4-7639-6030-6　定価はカバーに表記

**JCOPY**〈(社)出版者著作権管理機構 委託出版物〉

本書の無断複写は著作権法上での例外を除き禁じられています．複写される場合は，そのつど事前に，(社)出版者著作権管理機構（電話 03-3513-6969，FAX 03-3513-6979，e-mail：info@jcopy.or.jp）の許諾を得てください．

本書を無断で複製する行為（コピー，スキャン，デジタルデータ化など）は，「私的使用のための複製」など著作権法上の限られた例外を除き禁じられています．大学，病院，企業などにおいて，業務上使用する目的（診療，研究活動を含む）で上記の行為を行うことは，その使用範囲が内部的であっても，私的使用には該当せず，違法です．また私的使用に該当する場合であっても，代行業者等の第三者に依頼して上記の行為を行うことは違法となります．